寝たきりを防ぐ「栄養整形医学」

骨と筋肉が若返る食べ方

大友通明

青春新書
INTELLIGENCE

はじめに——その「体にいい」食べ方が、骨や筋肉を弱らせていた!?

「あなたは今朝、何を食べましたか？」

私は整形外科医ですが、診察の際、必ずこう聞くようにしています。整形外科なのに食事にこだわるという点では、ある意味、異色の整形外科医といえるかもしれません。

私はもともと手術中心の勤務医として、「悪いところを外科的に治療する」ということをおこなってきました。そうして開業医になったとき、ある壁に突き当たります。

町の整形外科を訪れる患者さんは、手術が必要なレベルではないけれど慢性的な不調を抱えている方がほとんどです。そのような患者さん、とくに高齢の方にさまざまな治療を施しても、よくなるどころかどんどん悪くなっていく——年齢とともに運動機能も低下していくのだから当然だろう、という見方もあるのかもしれませんが、私はなぜだろうと自問し続けていました。対症療法的なアプローチに限界を感じ、根本から症状を改善できないかと、さまざまな治療法を探しはじめました。

そうしてあることをきっかけに、その治療法を見つけることができたのです。

それが、整形外科に栄養療法的アプローチを取り入れた「栄養整形医学」です。

皮膚や内臓、血液はもちろん、骨や筋肉をつくっているのは、私たちが食事を通して体に取り込んだ栄養素です。この原料が不足すれば、体に必要なものをつくることができなくなり、不調を引き起こします。これは、整形外科も例外ではありません。整形外科的な不調の多くは、栄養と深くかかわっているのです。

なかには、ケガや骨折といった外的な要因や、体の使いすぎから起こるトラブルもあります。しかし、体が栄養からつくられているということを考えれば、栄養の摂り方次第でケガや骨折の治りを早めることもまた、可能なのです。

食事の大切さは十分わかっている、という声が聞こえてきそうですが、実は「体にいい食事」を誤解している方は多いのです。患者さんの食事でよくあるのが、

「肉はなるべく食べないようにして、野菜をたくさん食べています」
「果物はヘルシーだから、毎朝摂ってます」
「乳製品はカルシウムが摂れるから、牛乳やヨーグルトを欠かしません」

などです。

しかし、現実には関節痛や肩こり、腰痛など整形外科的な不調を抱えています。「体にいい」食生活を心がけているのに、なぜ、こんなことになるのでしょうか。

実はその食生活こそが、不調をもたらす〝もと〟になっているのです。

整形外科的な症状は、骨や筋肉のトラブルによって生じています。その観点からいえば、今あげたような食生活は問題が山積みです。つまり、その食生活が骨を脆《もろ》くし、筋肉を衰えさせているのです。そのまま続けていれば、健康で長生きするどころか、症状の改善は望めません。

現在、整形外科的な症状があらわれている人ばかりではありません。今は何のトラブルもないという人でも、同じような食生活をしていたら、不調に見舞われる可能性は高まるといっていいでしょう。

人生100年時代といわれていますが、その人生の後半を、痛みやこりに悩まされながら過ごすのか、自分の足で歩ける体で過ごすのか――その明暗を分けるのは「何を食べるか」にかかっています。私たちの体は、日々摂取した食べ物によって、つくり替えられています。今日食べたものが、未来の体をつくるのです。

では、どんな栄養を摂ったらいいのでしょうか。同時に、どんなものは避けるべきなのでしょうか。

「栄養整形医学」をもとに、骨や筋肉が若返る食べ方をお伝えしていきたいと思います。

『寝たきりを防ぐ「栄養整形医学」 骨と筋肉が若返る食べ方』 目次

序章 その食べ方では100歳まで自分の足で歩けません!

第1章

なぜ、整形外科医が「栄養」に注目するのか

第2章

こりも痛みも「栄養不足」が原因だった！

第5章 寝たきりを防ぐ運動と生活習慣のヒント

本文デザイン……青木佐和子
本文イラスト……上田惣子
編集協力………コアワークス

序章

その食べ方では
100歳まで自分の足で歩けません！

整形外科的な不調を抱える人の食傾向

不調を訴えて整形外科を受診し、さまざまな検査をしても、とくに原因が見当たらない――このような患者さんには、実は共通する食事の傾向があります。

ご自身の食生活で、以下のような傾向はないでしょうか。

1 食事はご飯、パン、麺類といった糖質が中心（とくにパンが多い）
2 果物をよく摂る（とくにバナナ、リンゴなど）
3 トマトジュースやスムージーなど、野菜ジュースや果物ジュースをよく飲む
4 肉をほとんど食べない（食べるときは鶏肉や豚肉が多い）
5 肉より魚を多く摂る
6 コレステロールを気にして卵を控えている
7 油（脂質）を控え、なるべくノンオイルのものを選ぶようにしている
8 牛乳やヨーグルトなどの乳製品をよく摂る

9　マラソンや水泳などのハードな運動をしている
10　胃がもたれないよう、肉を控えている
11　胃酸を抑える薬を常用している

レントゲンや超音波では何も異常が見つからないのに、いつまでたってもこりや痛みがなくならないという方が、ひとつでもこれらの項目に該当していたとしたら、その不調の理由は食生活にある可能性があります。

以下、解説していきましょう。

1〜3の項目に当てはまった人
糖質過多タイプ……糖質の摂りすぎで、骨や筋肉の老化が進む

高齢者に食事内容を聞くと、おかずをつくるのが面倒くさいから、簡単に食べられるものですませてしまうことが多い傾向にあります。例えば、総菜《そうざい》パン、丼物、焼きそば、うどん、パスタなどです。これらの食事に共通しているのは、圧倒的に糖質が多いというこ

とです。

糖質とは炭水化物から食物繊維を取り除いた部分のこと。糖質の摂りすぎは「糖化」という体内のたんぱく質の変性を引き起こします。実は骨も筋肉も〝主原料〟はたんぱく質。それが糖化することは当然、骨や筋肉にも影響を及ぼします。骨は脆くなり、筋肉は衰える。つまり、老化が進むのです。

「果物は体にいい」という〝信仰〟も糖化に拍車をかけます。高齢者にはバナナ、リンゴなど甘い果物を毎日食べているという人が少なくありません。まさに信仰に殉じているわけですが、それは糖質をどんどん取り入れていることにほかならないのです。

また、野菜や果物が簡単に摂れるという理由で、ジュースやスムージーを飲んでいるケースも多いようですが、これも糖質過多になる大きな要因です。

4〜9の項目に当てはまった人
栄養不足タイプ……たんぱく質をはじめとする栄養が足りない

肉は体によくないといわれはじめたのが、いつからかは定かではありませんが、高齢者にはとくに肉を避ける傾向が強いようです。食べるにしても豚肉や鶏肉などの〝白い肉〟が好まれますが、肉を食べなければたんぱく質が不足しますし、赤身の肉を避ければ鉄や亜鉛などのミネラルが足りなくなってきます。

「魚を食べているからたんぱく質は摂れている」という人がいますが、実は肉（牛肉）よりも水分量が多いため、たんぱく質の摂取効率は肉のほうが格段にいいのです。

コレステロールを気にして卵を食べない、油を控えるといった食生活も、栄養不足につながります。卵は栄養バランスがよい完全食品であり、良質なたんぱく源ですし、油はカロリー源として重要です。牛乳やヨーグルトなどの乳製品を摂ることは、カルシウムの摂取には有効ですが、同時に摂る必要があるマグネシウムは摂れません。また、たんぱく質摂取不足での運動は、かえって筋肉量を減らすことになり、むしろマイナスです。

10～11の項目に当てはまった人

消化不良タイプ……食べたものがうまく吸収できない

胃がもたれるので肉が苦手、という人は結構います。また、胃もたれや胸やけを防ぐために医師から胃酸を抑える薬を処方されているという人も少なくないのではないでしょうか。

しかし、胃酸を抑えてしまうと食べたものが消化できなくなってしまいますし、栄養も十分に吸収されないのです。意識して肉を食べていても、たんぱく質やミネラルは吸収されていないということになるわけです。

胃酸には殺菌力があります。外から食べ物と一緒に入ってきた病原菌をやっつけて、腸内環境をいい状態に保ってくれるのです。しかし胃酸を抑えれば、その殺菌力が減じられ、生き残った菌が腸に棲み着いてしまうため腸内環境が悪くなってしまいます。その結果、吸収もうまくおこなわれないことになります。

便秘や下痢《げり》がある人も要注意です。どちらも腸内環境が整っていないことを示すものですから、栄養の吸収の悪さにつながっています。いくら体にいいものを食べても、そこから栄養がしっかり吸収されなければ意味がありません。

栄養は「入れる」だけでなく、「吸収する」ことではじめて、体内で活用することができるのです。

もちろん、原因不明の不調のすべてがこれらの3つのタイプに該当するわけではありません。しかし、この3つの食傾向には、食が細くなった、歯が弱くなった、といった高齢者ならではの問題もかかわっており、私のクリニックに来られる年配の患者さんのほとんどに、このような食生活の傾向が見られます。

「好きなもの」だけ食べていては、健康になれない

高齢者の食生活が糖質過多になる原因として見逃せないのが、「手軽さ」「安さ」「食べやすさ」でしょう。例えば、パンはそのままバターやジャムをつければ食べられますから、手間いらずです。総菜パンなら同時に〝おかず〟も食べられて、一食がそれでまかなえてしまいます。

うどんやパスタといった麺類も、ご飯におかずという献立《こんだて》よりはるかに手軽ですし、価格の面でも安価です。そのメリットは認めざるを得ませんが、これから詳しく述べていくように、骨や筋肉の健康を考えれば、必ずしもいいとはいえないのです。

食べやすさも高齢者には食事に不可欠の要件なのかもしれません。歯が悪くて肉は食べ

られないから、やわらかくて食べやすいパンや麺類が中心になってしまっている――そんな人が少なくないのだと思います。

糖質過多になるもうひとつの要因として、時代性というものもあるような気がします。

現在の高齢者は、子どもの頃に戦争を体験していたり、戦後の混乱期に育ち盛りだったり、という人たちです。その時代にもっとも切実だった問題は「ひもじさ」でしょう。〝食べられない時代〟を経験するなかで食に対するこだわりが生まれたのは、当然の流れだったのかもしれません。クリニックに来られる高齢の患者さんはこんな話をされることがあります。

「私たちの子どもの頃は、食べるものがなくてねぇ。バナナなんかは最高のごちそう、すごいぜいたく品だったんだよ」

実際、その年代には「バナナが最高の好物」という人が少なくありません。バナナは好物の〝鉄板〟です。「果物はどんなものを食べますか?」と聞くと、「バナナ」と答える人がとても多いのです。バナナには食物繊維やカリウムが豊富です。しかし一方では糖質たっぷりの食品なのです。

そのほか、進駐軍とともに日本に上陸したチョコレートやキャンディーなどの甘いものも、当時の子どもたちには、〝垂涎《すいぜん》の的〟だったのでしょう。高齢者になってからも当時の思いを断ちがたく、頻繁《ひんぱん》にチョコやキャンディーを口にするという人が少なくないのです。

そうした事情もあって、糖質過多が高齢者の食事の定番になっています。そしてそれは、整形外科的なトラブルの引き金ともなっているのです。

「100歳まで自分の足でしっかり歩きたい」

そう思っているのなら、これを機に「食」の見直しをしませんか。といっても、何も極端な糖質制限が必要だ、というつもりはないのでご安心を。

それは、今よりもう少し、骨と筋肉のことを考えた食べ方を意識することです。

「これから先、好きなものだけ食べて楽しんで生きていきたい」と思っていても、平均寿命が男女とも80歳を超えている今の時代、まだまだ先は長いのです。せっかくなら、自分の足で自分の行きたいところに行ける人生を送り、人生をもっと楽しもうではありませんか。

一番の問題は「糖質過多」と「たんぱく質不足」

前項とも関連しますが、高齢者の骨と筋肉の健康を考えるうえで、一番問題になるのは「糖質過多」と「たんぱく質不足」です。

その原因として、糖質過多では手軽さ、安さ、食べやすさ、たんぱく質不足では歯の問題などをあげましたが、それらはクリニックに来られるほとんどの患者さんに共通するものです。

また、知人などからいただいた甘いものをついつい食べすぎてしまい、糖質過多になっているケースも見られます。食べすぎてはいけないという思いがあっても、食べ物がない時代を経験しているだけに、「もったいない」という気持ちが先に立ち、処分できないということなのでしょう。

肉でも魚でも、たんぱく質を摂るには、何らかの調理が必要になります。その手間が煩わしくて、糖質中心になっている。それも、高齢者の食生活に共通することなのかもしれません。

いずれにしても、糖質過多とたんぱく質不足は表裏一体。糖質をたくさん摂っている人は、必然的にたんぱく質が不足するという図式です。

「たんぱく質不足」を解消したら腰痛が消えた！

こんな患者さんがいました。定年前と定年後の食生活がガラリと変わってしまった方のケースです。

ご本人は肉が大好きで、働いていた頃はランチや夕食などで外食が多く、ほぼ肉中心の食事をしていました。ところが、現役を退いてから外食の機会がめっきり減りました。

自宅で食べる奥さんの手料理は、夫の健康のことを考えた魚と野菜中心の食事となりました。しかし、それが仇《あだ》となったのです。

肉をほとんど食べなくなってからというもの、疲れやすくなり、腰に痛みを感じるようになりました。現役時代も腰が痛むことはありましたが、すぐに回復していたといいます。

しかし、痛みがいつまでも続き、ついに我慢できなくなってクリニックにやって来ました。

レントゲンを撮ったところ、とくに原因は見当たりません。食事内容を尋ねると、「実は肉を食べさせてもらえないんです」という答え。血液検査でも、明らかにたんぱく質と鉄が不足していました。

そこで私は、「働いていた頃のように肉を食べたらどうでしょう」とアドバイスしました。腰痛を引き起こしている原因は、骨のゆがみや変形などではなく、肉を食べないことでたんぱく質不足となり、筋肉が落ちて体をうまく支えられなくなっているせいだと説明したのです。

それから2週間後。来院した患者さんは、「肉を食べたら、腰痛もなくなって元気が出てきましたよ！」と晴ればれとした表情で語ってくれました。

もちろん、肉を食べること（たんぱく質不足の解消）の効果のあらわれ方には、個人差があります。この患者さんのように2週間で腰痛が消えることもあれば、もっと時間がかかることもあるわけです。

しかし、食事を変えることでたんぱく質を十分に摂るようにすれば、骨にも筋肉にもいい影響がもたらされ、腰痛をはじめとした整形外科的な症状が改善することは間違いありません。

この患者さんのケースは、それを端的に物語るわかりやすい例といえるでしょう。

第1章

なぜ、整形外科医が「栄養」に注目するのか

患者さんの食事内容からわかること

私は整形外科医ですが、クリニックでの〝診察風景〟は通常とは大きく違っています。

一般の整形外科では、患者さんのレントゲンを撮り、その説明をおこない、肩がこる、腰が痛いといった症状に対して、薬を処方したり、必要であれば、牽引や電気治療などの物理療法や理学療法をすすめたりします。

私も同様の診察をしますが、続けてこんな質問をします。

「ところで、今朝は何を食べましたか？　いつもどんな食事をしていますか？」

患者さんの食事内容を尋ねるのです。整形外科ではまずしない質問です。患者さんは「肩がこる（腰が痛い）から診てもらいに来たのに、どうして食事のことを聞くのだろう」と怪訝《けげん》な表情を浮かべながらも、食事内容を説明してくれます。

高齢者に多いのは、朝はパン食、昼は麺類、夜は魚を主菜とした野菜たっぷりの献立、といったものです。間食に甘いものを食べるという患者さんも少なくありません。肉を食べることもあるようですが、ほとんどが豚肉か鶏肉です。

一通り食事内容を聞いたあとで、私はまた患者さんが驚くような話をします。

「肩こり（腰痛）の根本原因は、その食生活にあるんですよ。血液検査をして、栄養状態をチェックしてみませんか？」

整形外科で血液検査をするなどとは思ってもいなかった患者さんは唖然《あぜん》としています。

しかし、私はしっかり血液検査の必要性を説明します。

私がおこなう血液検査は、栄養状態を正確に知るためのものです。病院で一般的におこなわれる血液検査よりももっとたくさんの項目をチェックします。

整形外科の疾患は主に筋肉や骨に関係したものですが、その筋肉や骨をつくっているのは食事によって摂取する栄養です。つまり、どんな食事をしているか（どんな栄養を、どのように摂取しているか）で、骨の状態、筋肉の状態が決まってくるわけです。

いい方を換えれば、食事に問題があれば、骨や筋肉にトラブルが起き、整形外科の疾患、例えば、肩こりや腰痛、関節痛があらわれるのは、むしろ、当然なのです。

だからこそ、整形外科医も食事に目を向けなければいけないのです。

すべては自分の体調不良からはじまった

食事に目を向けるようになったのは、実は私自身の苦い、しかも深刻な経験からです。5年ほど前のことですが、起床時に顔や手にむくみを感じるようになったのです。外見にはあらわれていなかったのですが、感覚としては〝パンパンにむくんでいる感じ〟でした。

その後、仕事のストレスなどもあって眠れなくなり、夜中に起きることもたびたびという状態になりました。気分的にも不安感やあせりを覚えるようになり、車でクリニックに向かう途中で手が冷たくなる感覚に陥り、いったん駐車して休むといったことも起きてきました。

「低血糖なのかな?」。そう考えて、コンビニでバナナを買ってかじったりもしたのですが、まったく改善しません。やっとの思いでクリニックにたどり着くという日々を送っていたのです。診療も、午前中はなんとかこなしていましたが、昼食を摂って午後を迎えると、急に不整脈が出てくるようになりました。そんなことが数カ月間続いたでしょうか。ある日の夕方、突然、めまいに襲われたのです。

看護師に血圧を測ってもらったところ、180㎜Hgを超えていました。これは高血圧の基準値では一番高いⅢ度高血圧と診断される数値です。動悸も速まり立っていられない状態でしたから、やむを得ず待合室の患者さんには帰っていただき、診察は終了しました。

近くの内科医（循環器系）に診てもらうと、降圧剤を処方されました。しかし、飲んでいてもいっこうに改善は見られません。

「ストレスがたまって、うつっぽくなっているのかもしれない」

そんな思いがあったので、気分転換をはかろうと、気の置けない整形外科医の仲間と会食の機会を持ちました。

異変が起きたのは食事を終えて、二次会に向かおうとしたときのこと。激しい動悸に見舞われ、気持ちが悪くなって、救急車で病院に運ばれたのです。診断結果は低カリウム血症。それが原因で動悸が起きているとのことでした。

そのとき診てくれた医師からも、精密検査の必要があると指摘されたので、大学の先輩の循環器内科医を受診し、3カ月間かけて血液検査、MRIなどの検査をおこないました。検査結果は血液検査でも、MRIでも、その他の検査でも、異常は認められない、すべて基準値の範囲であるというものでした。ただし、現に高血圧と不整脈の症状があり、尿酸値も高かったため、何種類かの薬が処方されました。

しかし、薬を飲んでいても症状は改善されず、服用をやめても同じ状態が続いたのです。不整脈という症状だけでは病名がつきませんから、これという治療法もありません。

「自分の症状は薬では治らないし、専門医も私を治せないのだ」

医師である自分が〝医療難民〟という皮肉なことになってしまったわけです。


転機となったのは大阪で開催された、ある学会に参加したことでした。その学会は日本抗加齢医学会といいます。いくつもの企業の展示ブースが出ていたのですが、そのなかに栄養療法の案内を出している企業ブースがあったのです。

もっとも、そのときの私は栄養療法については何の知識もなく、興味もなかったので、ブースを覗く気持ちはありませんでした。ところが、同行していた妻の足がブースの前でピタリと止まりました。試食で配っていた「糖質制限チョコレート」に心惹かれたのです。ひとつ口に入れた妻に「これ、おいしいから食べてみて！」といわれ、食べてみるとまるで生チョコ。砂糖が入っていないとは信じられない味わいだったのです。

そこで目にしたのが、栄養療法セミナーのポスターでした。

「血液検査であなたの不調がわかる」

ポスターにあったその文言が、なぜかとても気になりました。

「これで自分の不調の原因がわかるかもしれない」

ブースのスタッフにもらった栄養療法についてのパンフレットを一読して、すぐに湧き上がってきたのが、そんな思いだったのです。

あまりに衝撃的で、目からウロコが落ちた――それが栄養療法のセミナーに参加したときの偽らざる感想です。２０１４年のことですから、医師になってから24年目にして、はじめて血液検査の意義を知ったのです。

早速、血液検査による栄養解析をしてみたところ、散々な結果でした。なんと、D判定。足りない栄養素が8種類もあり、問診票で当てはまる自覚症状もたくさんあったのです。

栄養素を補給するサプリメントの摂取、食事での糖質制限の実践……指示されたことはすべてやる決意をしました。

ところが、「糖質制限」、これがきついのです。取り組みはじめて3日目には、頭がボーッとしてフラフラになりました。正直「これは自分に合わないのでは？」と思ったのですが、4日目の朝起きたとき〝激変〟を体感しました。

「なんだ、この清々《すがすが》しさは！」

そうとしか表現できないような気分でした。体がシャキッと軽くなって、脳が覚醒《かくせい》している感じ、といったらいいでしょうか。顔や手足のむくみ感も消えて、それまでの3日間とは天と地ほども違う感覚でした。

最初の3日間のつらさの理由は明らかでした。糖質をたっぷり摂っていた食事を糖質制限のそれに変えたことで、体が〝糖質不足〟を訴えていたわけです。その後はみるみる体調が改善。判定もCになり、さらにB判定となって、自覚症状もどんどん減っていったのです。

その間、セミナーに参加して栄養療法の勉強も続けていました。学べば学ぶほど得心がいく。その実感が、整形外科医として栄養療法を取り入れた治療をおこなっている「現在」につながっていることは、いうまでもないでしょう。

自分の肩こり、腰痛を治せなかった整形外科医

ひとつ白状しますが、私は長く肩こりに悩まされ、腰痛にも苦しんできました。整形外

科医でありながら、整形外科の領域にある自分の症状を治せなかったのですから、面目ない話です。しかし、それが整形外科の現状であることもたしかなのです。

当時はとくに肩こりがひどく、仕事を終えるとパンパンに張り、首がまわせないような状態でした。肩こりからくる頭痛も悩みのタネでした。理学療法士に調整してもらってから帰宅するといったことも珍しくなかったのです。

もちろん、〝治療〟もしていました。牽引や電気などの物理療法もやりましたし、こりをほぐすために筋弛緩剤《きんしかんざい》を飲んだり、痛みをやわらげるために鎮痛剤を飲んだりもしていたのです。

肩こりを訴える患者さんに対しておこなっていたのも、投薬、リハビリ、物理療法が3本柱でした。いずれも一時的には効果があります。しかし、患者さんからは決まってこんな声が出ます。

「お薬を飲むとラクになるのですが、切れるとまた痛くなってきて……」

そんなときの私の対応はこうでした。

「うん、わかる、わかる。僕も一緒だから。薬を飲むとラクになるよね。でも、切れたらつらいよね」

患者さんにできる唯一の〝処方〟が共感し、なぐさめ合うということだったのです。それが一般的な整形外科の治療の限界といっていいかもしれません。今から思えばひどいものです。なぜなら、自分自身が治らなかった治療を患者さんにしていたわけですから。つまり、3本柱だけでは、肩こりも腰痛も「根本治療」はできないのです。

今の私の状態をいえば、肩こりも腰痛もまったくありません。〝痛みゼロ〟をもたらしてくれたのが、栄養療法であることは間違いありません。

痛みが消えたときに私が思わず語った「栄養療法で肩こりが消えたみたいだ」という言葉を、妻は今も鮮明に覚えているといいます。栄養療法に対する信頼感が揺るぎないものとなり、ちょっと考えると結びつかないように思える整形外科の症状にも有効であることを、はっきり確信したのがこのときだったのかもしれません。

当然、私はクリニックでの治療にも栄養療法を導入しました。しかし、看護師らスタッフに違和感があったことも事実です。それを払拭するために院内セミナーを開き、スタッフにも栄養療法の勉強をしてもらいました。

紆余曲折《うよきょくせつ》はありましたが、現在は私もスタッフも一丸となり、栄養療法を主体とした治療を中心に患者さんと向き合っています。

高校時代にすでに脂肪肝！　酒は飲まないが超甘党の食生活

ここで、体調不良だったときの私の食生活についてもお話ししておきましょう。

朝食は自宅近くのコンビニでおにぎり、バナナ、野菜ジュースかオレンジジュースを買い込み、車のなかで食べていました。昼食は行きつけのパスタ屋さんでランチ。デザートもついたボリュームのあるものです。

寿司のランチのこともありましたが、いつも10貫くらいは食べていました。午後は間食でクッキーやチョコレート、キャンディーなどをつまみ、夕食はとにかくご飯をたっぷり食べるという具合でした。私は無類のご飯（白米）好きなのです。おいしい米を取り寄せて、丼で食べていたほど。野菜も大好きで大盛りのサラダを食べたりしていましたが、肉はあまり食べませんでした。また、お酒はまったく飲みませんが甘いものには目がなく、風呂上がりにプリンやアイスクリームを必ず食べていました。

今考えれば問題だらけの食生活ですが、子どもの頃からその傾向はあったようです。高校生のときに医師であった父に腹部の超音波で肝臓を診てもらったことがあるのですが、なんと脂肪がたまっていることがわかったのです。体形はむしろほっそりしていたのに、脂肪肝。ちなみに、38歳で開業した際に医師会の健康診断を受けたら、やはり、脂肪肝を指摘されましたから、脂肪肝歴は20年の長きにわたっていたのです。

話を戻しましょう。体調不良だった頃の食生活の最大の問題点は、糖質過多、そしてたんぱく質不足です。先にあげた〝メニュー〟でもおわかりのように、ご飯、パスタ、バナナ、甘いもの……と糖質の食べまくりのうえに、重要なたんぱく源である肉はあまり食べないのですから当然です。

例えば、寿司でいえば、にぎり一貫の糖質量は角砂糖4個分に相当します。10貫食べれば40個の角砂糖を食べている計算です。しかし、当時はそんなことはまったく考えずに、食べたいものを食べるという食事を堪能していたのです。

糖質過多が引き起こしていた自律神経症状

不眠や動悸、不整脈、むくみ感など体調不良の一番の原因は、糖質過多による血糖値のコントロール不全だったと思います。通常、血糖値は食後ゆるやかに上がり、今度はゆる

著者の糖質摂取による血糖値の変動

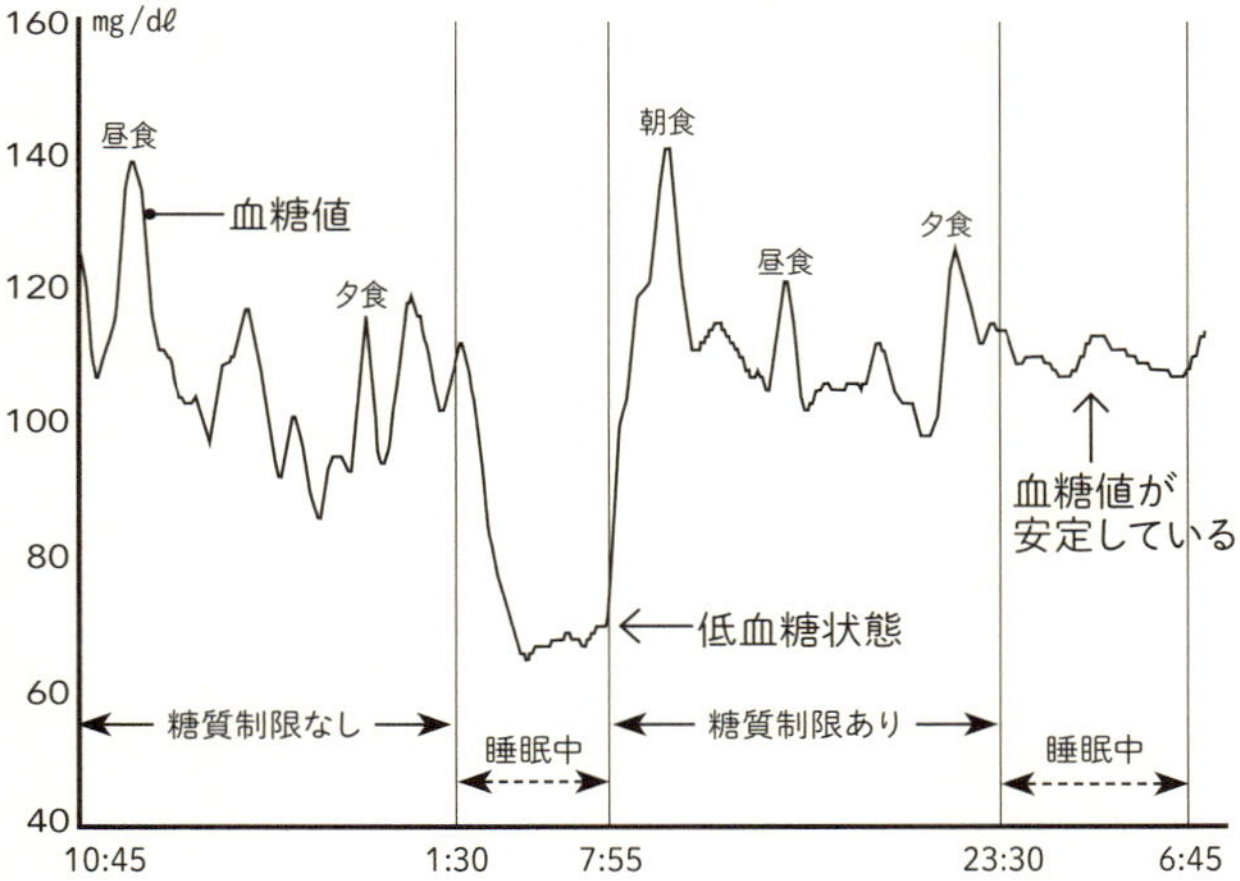

やかに下がって、3〜4時間たつと空腹時の数値に戻ります。

　しかし、糖質を摂りすぎると、食後の血糖値は急激に上がるのです。そして、ピークに達すると今度は急激に下がって、低血糖になります。そこで、血糖値を上げるためにさまざまなホルモンが分泌されるわけです。

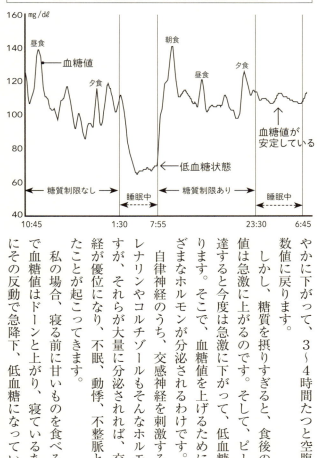

　自律神経のうち、交感神経を刺激するアドレナリンやコルチゾールもそんなホルモンですが、それらが大量に分泌されれば、交感神経が優位になり、不眠、動悸、不整脈といったことが起こってきます。

　私の場合、寝る前に甘いものを食べることで血糖値はドーンと上がり、寝ているあいだにその反動で急降下、低血糖になっていました。

本来、睡眠時には自律神経の副交感神経が優位になり、交感神経の働きは抑えられています。ところが睡眠中に血糖値を上げるホルモンが分泌されることで、交感神経が優位になっていたのです。

就寝中にそのような血糖値をめぐる〝攻防〟がおこなわれていたわけですから、すっきり目覚められるはずもありません。いつも最悪の目覚めでした。

私が感じていたむくみ感も、アドレナリンやコルチゾールの分泌によって縮まっていた血管が、起きることで一気に広がったためだったと思われます。

糖質過多による低血糖は、おそらく食事のたびに起きていたのでしょう。すべての体調不良はそのことによって引き起こされていたのではないかと、栄養療法を学んだ今はわかります。

血液検査で見えてくる、骨と筋肉の「栄養不足」

私のクリニックでは、食事内容を聞くと同時に血液検査をすすめています。前にお話ししたように栄養状態を知るためです。

それによって、骨と筋肉に必要などんな栄養が不足しているかがわかります。栄養の供給源は食事ですから、不足している原因は食生活にあります。例えば、肉をあまり食べない食生活をしていれば、たんぱく質や鉄が不足します。どちらも骨にも筋肉にも不可欠の栄養です。

当初は、その不足している栄養をサプリメントで補うことをすすめていました。しかし、そこには落とし穴があったのです。

一例をあげれば、鉄が不足している患者さんにヘム鉄（第4章で解説します）というサプリメントをすすめたことがありました。患者さんはしっかりサプリメントを摂り続けました。ところがいっこうに症状が改善しないのです。その原因は、もっとも基本的なところにありました。

当時は栄養の供給源である〝食事〟にまったく目を向けていなかったというのがそれです。その患者さんの食生活は、朝はパン、昼は麺類、間食にチョコレート……といった、典型的な糖質過多のパターンでした。

そんな食生活を続けていたら、いくらサプリメントを摂っても、改善するわけがありません。サプリメントに期待をかけすぎたあまり、基本を見落としていたといわねばなりません。この経験を通して、食事の大切さを改めて実感しました。

それ以降は、血液検査後に「食事ガイド」を使って食事指導をおこなうことにしました。それまでの食生活で変えてほしいポイントを指摘するようにしたのです。指導にしたがって食生活を変えていただいてから1週間後、患者さんからこんな報告がありました。

「先生、体調がすごくよくなりました」

栄養不足を解消するためにまず必要なのは、食事を正すことです。そのうえで食事では十分に摂りきれない栄養をサプリメントで補っていく。私自身がよくなった方法を実際の治療に役立てている。それが現在、クリニックでおこなっているアプローチであり、不調改善の一番の近道でもあると思っています。

肉を食べてもたんぱく質が増えない人の共通点

高齢者の食事で特徴的なのは「肉を食べない」ということに尽きます。これには〝常識〟が一役買っています。ある年代以上になったら、肉は体によくない。魚を中心とした食事をして、野菜をたっぷり摂るのがいい――それが健康にいいと信じられてきたのです。

たしかに、脂肪分の多い肉を摂りすぎれば、肥満や脂質異常症を招きます。内科的な見地からすれば一理あることは認めますが、だからといって、食卓から完全に肉を締め出してしまうとかえって偏った食事になってしまいます。

実際、クリニックの患者さんのなかには、それまで食べなかった肉を食べるようになって、「元気になった」という人たちがたくさんいるのです。

一方で、肉を食べていても体内のたんぱく質が増えないというケースもあります。

血液検査をして、たんぱく質の数値がいっこうに増えない患者さんに、「ちゃんとお肉を食べてないでしょう」と聞くと、「いいえ、食べてます」と答えることがあります。

よくよく食事内容を聞くと、たしかにちゃんと食べているのです。ただし、それが吸収されていない。食べたものを栄養として体内に取り入れる役割を担っているのは、いうまでもなく、消化器官です。その消化器官にトラブルがあれば、いくら肉を食べても、体内のたんぱく質は思うように増えないということになります。

とりわけ、高齢者には消化器官の働きが十分でないために、肉を食べているのにたんぱく質が増えないという人が多いという印象があります。

その一因として、薬の影響があるように思います。高齢者には逆流性食道炎などの症状があって、胸やけがするという理由で胃酸を抑える作用がある胃薬を飲んでいる人が少なくありません。胃酸は消化作用の、いってみれば主役ですから、その分泌が抑えられれば、肉のたんぱく質がうまく消化・吸収されないのは必然の流れです。

そうしたケースでは、薬を替えるというアプローチが有効かもしれません。胃酸を抑える薬ではなく、消化をサポートする薬、つまり、漢方薬や消化酵素剤に替えるのです。クリニックでもそのアプローチが成功しているケースは多々あります。

それまでの（胃酸を抑える）胃薬を消化酵素剤に替えたことで、食欲が増し、活力が出てきたという患者さんもいます。

なかには、髪の毛が太くなるという目に見える変化が起きる人もいます。髪の毛の主成分はたんぱく質ですから、これはたんぱく質が効率よく吸収されていることの何よりの証拠。足りなかったたんぱく質が、体の末端である髪の毛にまで届くようになったということなのでしょう。

第2章

こりも痛みも「栄養不足」が原因だった！

「レントゲンでは異常なし」でも痛みがとれない人が9割

整形外科的な痛みの症状といっても、当然、レベルの違いがあります。

手術が必要なレベルになれば、大病院でそれを受けることになるわけですが、一般に開業している整形外科医院、クリニックに来られる患者さんで手術が必要な人は1割もいないというのが私の実感です。

つまり、9割以上は手術以外の治療が施される患者さんというわけです。しかも、レントゲンや超音波による検査をしても「異常がない」という人が多いのです。それでも痛みを訴えているわけですから、投薬、リハビリ、物理療法などの治療をおこなうことになります。

私はもともと大きな病院で手術を担当しており、生涯手術中心の脊椎《せきつい》外科医として生きていこうと思っていました。その後、さまざまないきさつからクリニックを開業することになったのですが、手術に明け暮れていた時代の経験が開業医になってからも活きていると感じています。

例えば、脊椎外科医時代に診ていたのは、手術が必要な、ある意味重症の患者さんばかりでした。しかし、クリニックを開院してからわかったのは、手術が必要なレベルではないけれども不調に悩まされている患者さんがあまりにも多いということです。このような患者さんと日々向き合っていたことも、対症療法ではなく根本にアプローチする栄養療法に関心を持つきっかけになったのだと思います。

また、多くはありませんが、手術が必要なレベルでも、受けたくないという人もいます。これは高齢化社会と関係しています。ご本人が60～70代で、80～90代の親の介護をしているというケースがあるのです。

自分が手術をしたら、親の介護ができなくなる。それが手術を拒否する理由です。こうしたケースでも、脊椎外科医としての経験があることが、手術をするにしろ、しないにしろ、その患者さんにとっての最良の道を探るうえで助けになっているという気もしています。

こり、痛みの陰には「栄養不足」が隠れている

一般の整形外科では、栄養という面から患者さんを診ることはまずありません。

こんな患者さんがいました。膝に痛みが出て、まず近所の整形外科を受診したのです。レントゲンを撮ると骨の変形があり、そこで処方されたのは湿布と痛み止めでした。

しかし痛みはとれず、患者さんは別の整形外科を訪れました。そこでは注射をしたそうですが、一時的な効果しかありません。さらに別の整形外科にかかり、物理療法を受けましたが、結果は同じ。痛みがなくなることはなかったのです。

そんな体験をしたあと、患者さんは私のクリニックに来院されました。足を触ってみると、膝の痛みがある大腿《だいたい》（太もも）がげっそりとやせていました。筋肉がすっかり落ちてしまっていたのです。痛みの原因はそこにある。筋肉がないため踏ん張りがきかず、膝に負担がかかり痛みが出ているのだと考えました。

この患者さんに痛み止めや湿布《しっぷ》、物理療法が有効でしょうか。必要なのは筋肉をつけること。そのためのトレーニング、そして筋肉をつける栄養を供給する食事です。

しかし、一般の整形外科では教科書通りの治療しかおこなっていません。手術をするかしないかの二択の治療です。手術をしない保存療法はお決まりの痛み止め、湿布、注射、リハビリです。食事や筋トレなどには目を向けもしないのです。ここに現在の整形外科の重要な問題がある、と私は考えています。

触診して筋肉の状態を知り、食事内容を聞き、血液検査をして栄養の状態を知る。その結果によって、栄養不足を解消するための食事指導をおこない、必要ならサプリメントをすすめる。さらにはトレーニングで筋肉をつけていく。すぐにもその方向が模索されるべきだと思います。

筋肉が衰えると、膝の関節が正しい動きをできなくなり、その結果痛みが出ている状態になります。これは寝たきりに向かって進んでいるといっていいでしょう。その時点では歩くことができても、歩くことによって今度は軟骨が摩耗して痛みはひどくなるはずです。そして、いずれは歩くことができなくなり、手術を受けるか、または寝たきり状態になってしまう。その可能性は決して低くはないのです。

整形外科的な痛みの症状の根底に潜んでいるのは、ほとんどの場合「栄養不足」である、といえます。ですから、食事、サプリメントによってそれを解消し、筋肉をつけて鍛えることが、その改善に直結するのです。

「栄養療法(分子整合栄養医学)」とは

ここで、前にも少し触れた「栄養療法」についてご説明しましょう。栄養療法は、正確には「分子整合栄養医学療法(オーソモレキュラー療法)」と呼ばれています。私がこの栄養療法に出会って、自身がその効果を実感したことは、すでに述べた通りです。ここでもう少し詳しく説明しましょう。

私たちの体が細胞でできていることは、誰でも知っているでしょう。その数は約30兆個といわれています。体が健康であるというのは、その細胞の一つひとつが、果たすべき機能をきちんと果たしている状態のことです。

細胞をつくっているのは何でしょうか。原料となるのはたんぱく質や糖質、脂質などの栄養素です。その栄養素はもちろん、私たちが毎日摂っている食事によって供給されるわけです。食べたものが栄養素となって細胞をつくり、細胞が働くことで生命は維持されています。

この考え方をもとに確立されたのが、分子整合栄養医学です。

必要な食べ物を、必要な量だけ、正しいバランスで食べていたら、細胞はしっかり働き、体は正しい状態、つまり、健康が保たれます。栄養療法はその考えを土台にしています。

はじめて栄養療法（オーソモレキュラー）を提唱したのは、医師ではなく化学者であるライナス・ポーリング博士です。ちなみに、ポーリング博士はノーベル化学賞、同平和賞を受賞しています。

博士は病気の予防、治療の効果を高めるためには、分子レベル、すなわち細胞のレベルに注目する必要があると考えました。そして、細胞に働きかけるビタミンをはじめとするさまざまな栄養素を使うことが、予防、治療には有効である、と訴えたのです。

しかし、当時の医学界の理解はそこまで進んでいませんでした。博士の打ち立てた理論を否定し、非難さえ浴びせたのです。もっとも、理解者が皆無だったわけではありません。ポーリング博士と同じ視点を持っていた人がいたのです。カナダの精神科医であるエイブラム・ホッファー博士です。

生化学分野で博士号を得ていたホッファー博士は、分子で構成されている体のなかの物質が変化することによって、体にさまざまな症状があらわれる、と考えていました。がん患者の精神疾患の治療をおこなっていた博士は、その疾患の原因が、脳のなかで起きている生化学的な変化ではないか、という仮説を立てたのです。

仮説を証明すべく、研究の日々が続きました。その結果、ついに、ナイアシン（ビタミンB3）を中心とした栄養素を患者に与える治療（栄養療法）が、その疾患（統合失調症）に有効であることを確認するにいたったのです。研究成果は論文として発表されました。

このホッファー博士の成果に力と確信を得たポーリング博士は、分子整合栄養医学という新たな分野を確立したのです。

体（細胞）に不足している栄養を見きわめ、それを供給することで、細胞を元気にさせて、さまざまな症状を改善するというこの栄養療法は、これまでうつ症状などの精神疾患や内科の病気、アレルギーなどの皮膚疾患の治療に用いられ、たしかな成果を上げてきました。

体を材料から考える「栄養整形医学」の誕生

しかし、栄養療法はさらなる可能性を秘めていたのです。そのひとつが整形外科の分野での有効性です。

すでに前章でお話ししましたが、栄養療法が整形外科の症状にも有効であることに、私は長く悩まされ続けてきた自身の頑固な肩こりと腰痛の解消によって、気づくことになりました。いわば、自分が「生き証人」であるわけですから、その確信は少しも揺らぐことがありません。

しかし一般の整形外科では、症状と栄養を結びつける考え方はしていないのが実情です。痛みがあれば、従来の治療法、すなわち投薬や注射、湿布、物理療法、リハビリなどで、それを軽減したり、なくしたりする方法がとられています。鎮痛剤が効かない頑固な痛みは慢性疼痛《とうつう》と呼ばれ、治りにくい難治性の痛みとして扱われます。もともとはうつ病の薬が今は慢性疼痛の薬として使われています。痛み止めでとれなかった痛みを別の薬で治そうというわけです。私の肩こりや腰痛も10年来の痛みでしたから、まさに完治しない慢性疼痛でした。しかし、私は薬ではなく食事を変えて、食事からは摂取できない栄養はサプリメントで補うことで、それらを克服できたのです。

「木を見て森を見ず」という言葉がありますが、まさにその通りです。痛みがある部分だけにフォーカスして、体全体を見ていない。これでは対症療法のみになるのも致し方ありありません。

しかし、痛みがある部分の痛みをとるのではなく、痛みが起こらない体にするというのが、整形外科の本来のあり方だと私は思っています。ならば当然、体全体に目を向ける必要があります。

こりや痛みという不調が起きているのは、必要な食べ物を、必要な量だけ、正しいバランスで食べていないからです。そのことによる栄養の過多や不足が、こりや痛みを引き起こしているのです。

体全体の栄養状態を正さなければ、こりや痛みを根本的に解消することはできません。そこで私のクリニックでは、栄養療法をもとに、整形外科的な視点を取り入れた「栄養整形医学」というアプローチで、患者さんの治療に当たっています。

「栄養整形医学」を実践するようになってからというもの、患者さんの経過は格段によくなりました。それまでは自分のところに来る患者さんがいっこうによくならないことに、私はひそかに悩んでいました。従来の整形外科的な対症療法だけでは、骨や筋肉の衰えまで食い止めることはできない——しかし、それに対しても打つ手があると教えてくれたのが栄養療法でした。

今では、栄養療法を実践している患者さんは、みるみる元気になり、78歳にして筋肉量が増えた、76歳の方でも骨年齢が5歳若返る、といったことは珍しくないのです。

骨も筋肉も「たんぱく質」からできている

では、栄養と整形外科的な症状はどのようにかかわっているのか、具体的に骨と筋肉の〝原料〟から見ていきましょう。

筋肉の主原料がたんぱく質であることをご存じの方は多いと思います。また、「骨の原料はカルシウム」ということはなかば常識となっています。

もちろん、カルシウムも原料ですが、実はもうひとつ重要な原料があるのです。それはコラーゲンです。

骨の構造は鉄筋コンクリートのそれに似ています。鉄筋コンクリートの構造は鉄筋の骨組みがあり、その上をコンクリートが覆っているというものです。骨でいえば、コンクリートの部分に当たるのはカルシウムですが、鉄筋部分はコラーゲンでできているのです。骨の体積の半分はコラーゲンです。

整形外科的な症状の代表格ともいえる骨粗鬆症《こつそしょうしょう》では骨密度が問題とされますが、骨密度を測ってわかるのはコンクリート部分の状態（骨量）です。しかし、骨の強度は骨密度だけではなく、鉄筋部分の状態、すなわち、骨質にも左右されるのです。

鉄筋コンクリートでも鉄筋部分が脆くなっていれば、構造全体も弱いものとなります。骨もそれと同じで、コラーゲンの部分（鉄筋）に問題が起きれば、骨の強度にも大きく影響するのです。

正常なコラーゲンは次ページの図のように架橋（橋をかけたような結合）がいい状態に保たれていますが、その架橋の状態が悪くなるとコラーゲンは強度を失い、骨に問題が起きてきます。

コラーゲンは「たんぱく質」＋「鉄」＋「ビタミンC」からできています。この3つの原料が十分に供給されることが、いいコラーゲンができる条件といっていいでしょう。

ここで、興味深い事例をご紹介しましょう。私の知人の医師がスキーで鎖骨を骨折しました。手術をするほどのひどい骨折です。栄養療法にも通じていたこの医師は、術後にビタミンC（高濃度ビタミンC）の点滴をしました。

それから2週間後、経過を診てもらいに主治医を訪れると、主治医は撮ったレントゲン

骨の構造と骨質、骨量の違い

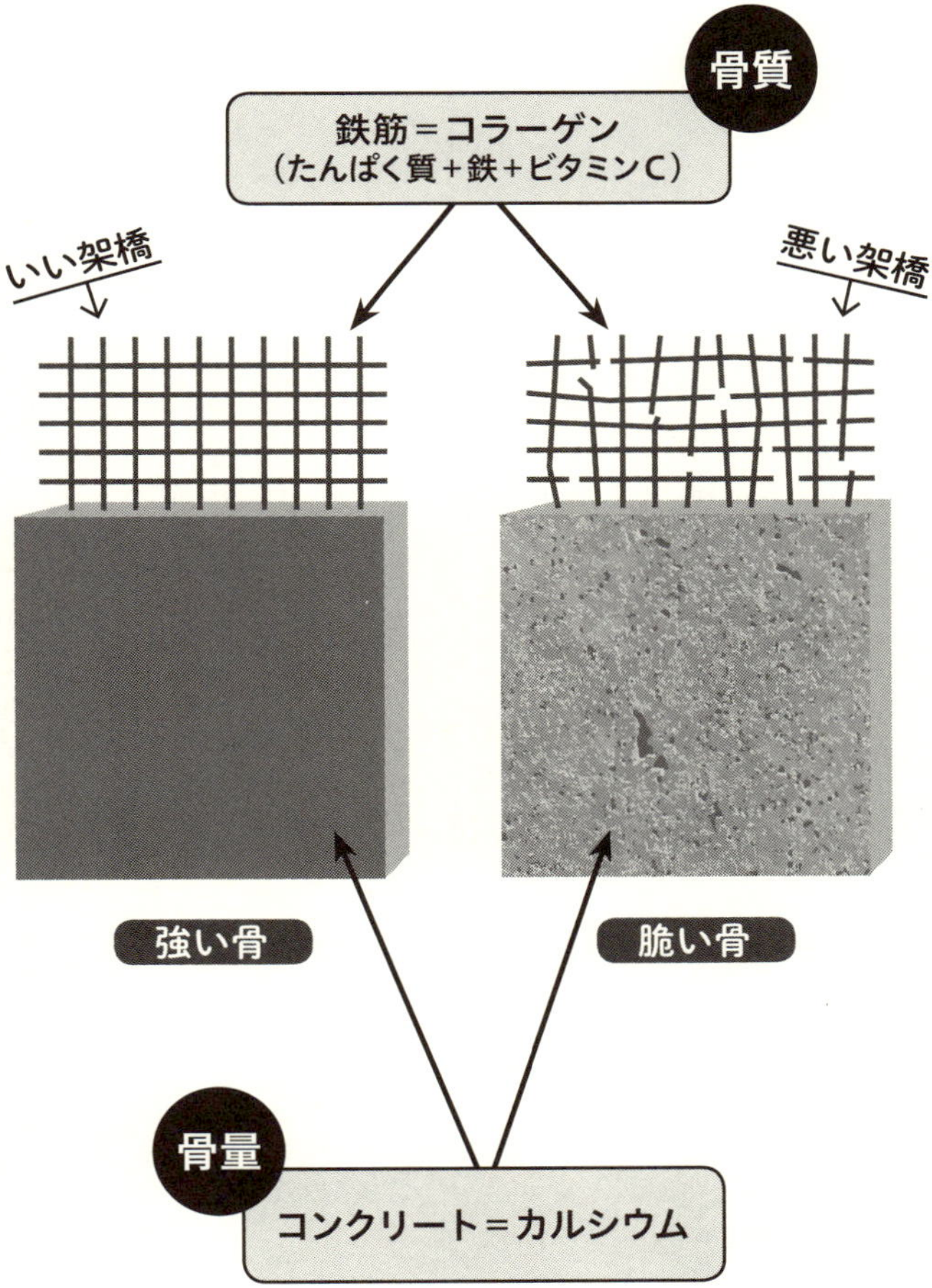

を二度見するほど驚いたといいます。なぜならその時点で「仮骨《かこつ》」という新しい骨の組織がすでにできていたからです。

通常、鎖骨を骨折した場合、仮骨ができるのは4週間～6週間です。整形外科の現場ではほとんどあり得ません。通常の治療との違いは、骨折後にビタミンCの点滴をしたということだけですから、その劇的な回復ぶりの理由はビタミンCにあるとしか考えられません。

このことから推測できるのは、骨の原料のひとつであるビタミンCを摂ったことで、コラーゲンが効率よくつくられ、わずか2週間で仮骨ができたということです。治験を重ねる必要はあると思いますが、この〝事実〟は整形外科医に治療の新しい道を開くものである、といってもいいのではないでしょうか。

また、某大学の医師に栄養療法の話をした際、「わが意を得たり」という顔をされたこともありました。その医師は研究で軟骨の培養をしているのですが、なんと培養液にビタミンC（アスコルビン酸）を入れているとのこと。ビタミンCが持っている〝骨をつくる効果〟は、培養の現場ではすでに当たり前なのです。

骨折した高齢者の骨が脆い理由

骨の原料としてコラーゲン（たんぱく質＋鉄＋ビタミンC）が重要であることは、よくおわかりいただけたと思います。

そのコラーゲンを変質させてしまうのが「糖化（グリケーション）」という現象です。糖化は糖質（ブドウ糖、果糖）の摂りすぎによって起こります。体のなかの余分な糖質がたんぱく質と結びついて、ＡＧＥｓ（糖化最終産物）という老化物質をつくり出してしまうのです。

ＡＧＥｓは分解されにくく、体の組織に蓄積されて、さまざまな悪さをします。例えば、血管にくっつけば動脈硬化の引き金になり、皮膚にたまればシワやたるみの原因となります。骨も例外ではありません。

糖化が起きた骨は褐色に変色し、脆くなります。正常な骨は白い色をしていますが、それが褐色になってしまうのです。

かつて手術をした際には、そんな糖化した骨をよく見たものです。高齢者の背骨の手術で、肋骨《ろっこつ》を取って移植したことがありました。その肋骨が褐色に変色していたのです。今なら明らかに糖化の影響だとわかりますが、栄養療法を知らなかった当時は、その問題点を意識することはありませんでした。

腱《けん》にも糖化による変色が起こります。指の腱鞘炎《けんしょうえん》が進むと「ばね指」といって、曲げた指を伸ばそうとしたときに、バネのようにピンと跳ね上がるようになります。その手術をしたとき、やはり、高齢者の腱が褐色を帯びていました。

先ほど筋肉や骨の原料を確保することの重要性を述べましたが、もうひとつ重要なのは、同時にこの糖化を防ぐ手立てを講じることです。つまり、食生活を見直し、糖質の摂りすぎをやめる。この2つが、100歳まで自分の足で歩ける体をつくるポイントなのです。

「糖化度」で骨の老化度がわかる

骨の強度を調べるものに、骨密度検査があります。ここまでお読みいただいた方は、骨密度検査で問題なければ骨も丈夫、とは必ずしもいえないことは、もうおわかりですよね。

もちろん骨密度を見ていくことも大切なのですが、骨を脆くする要因である糖化が起きているか、またそれがどの程度進んでいるか、ということまでは知ることはできないのです。糖化されたたんぱく質（ＡＧＥｓ）の存在、量を知るには、血液検査が必要です。代表的なものを３つ紹介しましょう。

■ペントシジン

先に骨の鉄筋部分にあたるコラーゲンの話をしましたが、そこで架橋について触れました。悪い架橋の正体がこのペントシジンです。ペントシジンが過剰に形成されると、骨は脆くなり（骨質が低下する）、骨密度が高くても骨折しやすくなります。

ペントシジンの量を測ることで骨質が判定できるため、骨質マーカーとして使われています。

■ヘモグロビンA1c《エーワンシー》

ブドウ糖と結合した、つまりは糖化したヘモグロビンです。ヘモグロビンは血液中にあって酸素を運ぶ役割を担っていますが、糖化したヘモグロビンはその働きができなくなります。

ヘモグロビンA1cを見ることで、役に立たなくなったヘモグロビンの量がわかるのです。例えば、ヘモグロビンA1cが7・0%である人のヘモグロビンが13・0g／dℓであったとすると、そのうちの7・0%が役に立たないのですから、この人の実際のヘモグロビン量は、7%減の12・09g／dℓということになります。これでは組織の酸素不足になってしまいます。

■グリコアルブミン

ブドウ糖と結合したアルブミンです。栄養療法では糖化の状態を知るために、このグリコアルブミンを測定します。アルブミンは血漿《けっしょう》の約6割を占めるたんぱく質で、体内でさまざまなものの運搬、運び役をしています。しかし糖化してグリコアルブミンに変わると、その機能も失われてしまいます。

これらの数値は体の糖化度を知るすぐれた指標ですが、一般の整形外科でその検査がおこなわれることはほとんどありません。なぜなら、糖化と整形外科の症状を結びつけて考えないからです。今後、整形外科でももっと糖化に意識を向けるようになれば、骨や筋肉の老化を抑えるというアプローチで、整形外科的な不調も解消していけるのではないかと私は考えています。

果物の糖で糖化が進む!?

食に関心が高い高齢者のなかにはご飯やパン、麺類などの糖質を控えているという人がいます。もちろん、好ましい食生活といえますが、それにもかかわらず数値に改善が見られないケースがあります。

クリニックの患者さんにも糖質を控えているのに、中性脂肪の数値が高い人がいました。中性脂肪の材料となるのが余分な糖質ですから、ほかにも何か糖質をたくさん摂っていることが疑われました。

しかし、食事内容を聞いても、ご飯、パン、麺類は食べていないし、お酒も飲んでいないという答え。そこで最後にこう聞いてみました。

「じゃあ、果物は食べてない？」

患者さんは意外そうな表情を浮かべました。

「えっ、果物はダメなんですか？」

どうやら果物は制限の埒外《らちがい》に置かれていたようです。実は、このような患者さんはかなり多い。糖質制限をしていても、果物は別物だと思って、健康のためにせっせと食べてしまっているのです。

日本では季節ごとにおいしい果物が店頭に並びますから、食欲をそそられるのもわかります。ただ、日本で栽培される果物のなかには、品種改良によって糖度を高めているものがたくさんあります。甘い果物は、もはやお菓子を食べているといっても過言ではありません。この患者さんも毎日トマトジュースを飲み、ご主人ともどもリンゴを朝と晩に食べていました。果糖をどんどん取り込んでいたわけです。

果物や野菜に多く含まれる果糖には、実は血糖値を上げる作用はありません。しかし、その糖化の作用はブドウ糖の何倍もある〝曲者《くせもの》〟なのです。ちなみに、トマトジュースの場合、メーカーによって差がありますが、1缶に含まれる糖質量は角砂糖2個～4個半分にも相当します。

この患者さんの中性脂肪を上げたのは、果物の〝常食〟だったと思われます。最近では野菜のなかにも糖度の高いものがあります。ニンジンやトマトです。中性脂肪が高い患者さんのなかには、果物も減らしたのになかなか中性脂肪の下がらない方がいますが、問診したところトマトをたくさん食べていました。もちろん、それは糖化にもつながります。

私は患者さんに果物の話をするとき、しばしばクマを引き合いに出します。クマは冬眠する前におなかにたっぷり食べ物を詰め込みます。果物も大好物です。

なぜ、そうするのか。冬眠に備えて皮下脂肪（中性脂肪）をつけるためです。果物の果糖はそのうえで大きな役割を担っています。クマは必要にかられてそうしているわけですが、冬眠をしない私たちにその必要はありませんよね。

糖質を減らすという観点からいえば、果物は注意すべき食品といえます。とくに甘い（おいしい）果物はできるだけ控えるべきでしょう。果物を食べるなら、びわ、キウイ、グレープフルーツ、はっさくなどの柑橘《かんきつ》類《るい》、つまり、甘さが〝物足りない〟もの、酸味が強いものがおすすめです。

「果物＝健康食」という刷り込みもあって、果物に含まれる果糖の問題点（糖化や中性脂肪の増加）は、案外盲点になっているのかもしれません。甘くておいしい果物の摂りすぎには十分注意するようにしてください。

整形外科的な不調と栄養の関係

ここまで、いかに栄養素が骨や筋肉とかかわっているかを説明してきました。ここからは実際の症例を交えながら、整形外科的な症状と栄養不足が具体的にどのようにかかわっているかをお話ししていきましょう。

骨のトラブル（骨粗鬆症、骨折など）……たんぱく質＋ビタミンＣ＋鉄

私のクリニックでは、患者さんの骨密度を定期的に測定しています。その結果からわかるのが、季節によって骨密度に違いが生じる患者さんがいるということです。夏になると骨密度は下がり、秋から春にかけては骨密度が上がるのです。

なぜそのようなことが起きるのか。これは栄養面から説明することができます。

暑い夏の時期は夏バテのために食欲が湧かないという人がいます。そうした患者さんの口から語られるその時期の食事内容は、こんなものが多いのです。

季節によって骨密度が変動する

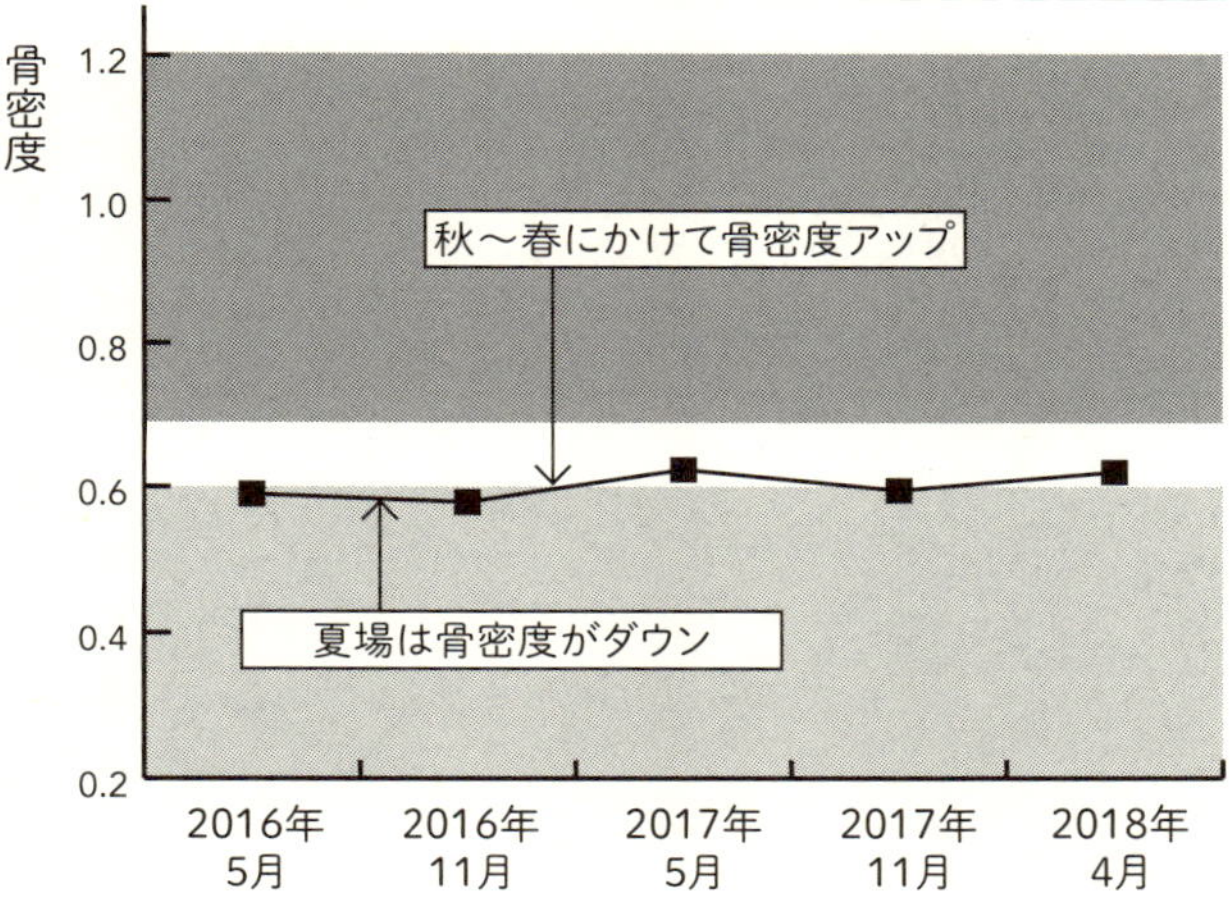

「夏バテしてしまって、さっぱりしたものしか喉を通りません。おそばやそうめんばかり食べています」

これでは栄養が不足するのも当然です。肉（赤身）などはその時期に敬遠したくなる食品の最たるものでしょうから、間違いなく、たんぱく質、鉄が不足します。また、そばやそうめんといった糖質ばかりの食生活では、ビタミンCも十分に摂れないと思われます。

骨の鉄筋部分はたんぱく質、鉄、ビタミンCからつくられるコラーゲンですから、たんぱく質、鉄、さらにはビタミンCが不足すれば、コラーゲンは低下します。その劣化は、それを覆うカルシウムにも波及します。骨密度が下がるのはそのためでしょう。

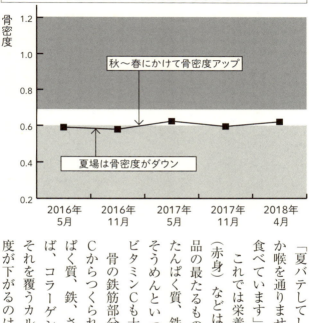

そんな状態では骨粗鬆症、骨折など骨のトラブルが起きやすくなって当然です。数値の変化を受けて私はアドバイスをしました。

「たんぱく質を摂りましょう。頑張って肉を食べてください」

グラフのように、秋口から春にかけて骨密度が上がってくるのは、まさに食欲の秋で患者さんがアドバイスにしたがってくれているからだと思います。肉を食べる際には葉物野菜のサラダなどをつけ合わせにすることもアドバイスします。そうすればビタミンCも一緒に摂れるというわけです。

肉を食べることによって、たんぱく質、鉄、さらにサラダなどからビタミンCの不足を解消することで、骨は丈夫になるのです。季節を問わず、コンスタントに食卓に並べたい食品は、やはり肉なのです。

高齢の男性が圧迫骨折をして来院したことがありした。圧迫骨折というのは、脆くなった背骨がつぶれてしまう症状ですが、骨粗鬆症の人に起きることが多いといえます。

骨粗鬆症はホルモンバランスが崩れる閉経後の女性に多く見られ、男性がこの骨のトラブルを抱えているケースはあまりないのですが、この患者さんの場合は骨粗鬆症がかなり進んでいたようです。血液検査をしたところ、貧血であることがわかりました。貧血の原因のひとつが鉄不足であることはみなさんもご存じでしょう。それが骨粗鬆症を引き起こし、圧迫骨折につながってしまったのです。

治療法はコルセットを着用して骨がつくのを待つというものですが、最近はつぶれた部分に骨の成分に近い特殊なセメントを注入し、ふくらませて固めるという手術（椎体増幅《ついたいぞうふく》形成術《けいせいじゅつ》）もおこなわれています。治療と並行して鉄不足を解消していくことが、回復を早めるためにも、再発を予防するためにも必要です。

膝の痛み……ビタミンB群、たんぱく質

「膝に水がたまる」という表現を聞いたことがあるかもしれません。これは「関節水腫《かんせつすいしゅ》」という症状で、たまるのは関節液です。関節液がたまるのは炎症を起こしているためですから、痛みを伴い、腫れたり、熱を持ったりします。

膝《しつ》関節は関節包《ほう》と呼ばれる袋に包まれています。関節液はその関節包のなかにあり、関節をスムーズに動かす役目を果たしています。古くなった関節液は吸収され、新たな関節

液が分泌されてそれを補いますから、その量は一定に保たれています。ところが、膝関節に炎症が起こると、関節液は過剰に分泌されて、関節包にたまってしまうのです。

炎症には腸内環境もかかわっています。腸内環境が悪いと、腸の粘膜に隙間が空き、そこから異物が入り込みます。すると、免疫反応によって免疫複合体がつくられます。この免疫複合体は関節の滑膜《かつまく》に沈着しやすく、その部分に炎症を起こすのです。

たまった関節液は注射器で抜きますが、25ccの注射器で4本分も抜いた女性患者さんがいました。しかも、1週間後にはまた同じくらいたまっている。抜けば痛みもやわらぎ、膝の動きもよくなりますが、炎症がなくなったわけではありませんから、あくまで一時的な処置。炎症を抑えるには抗炎症剤も使いますが、やはり食事の改善と筋トレが必要です。

肉を食べてたんぱく質を摂り、筋トレで筋肉をつける。筋肉がつけば血流が増えて関節への栄養補給がよくなり、その結果炎症も改善し、関節液は徐々に減っていきます。

サプリメントを使った患者さんもいました。2カ月間くらいは関節液を抜いていたのですが、その後、ビタミンB群を大量に摂ってもらうことにしたのです。ビタミンB群に注目したのは、ポーリング博士が著書のなかで「ビタミンB6が粘膜を収縮させる」と指摘されていたことを思い出したからです。

患者さんにビタミンB群の摂取をすすめると、「先生、この痛みがとれるのだったら、何でもやります」とのこと。痛みがひどく、まさに藁《わら》にもすがりたい気持ちだったのだと思います。

「先生、よくなったと思うから診てください」

2週間後にクリニックに来られた患者さんの第一声でした。診察すると何カ月間もたまっていた関節液がすっかりなくなっていました。その後、2〜3カ月にわたってビタミンB群を摂り続けた患者さんは、通院しなくてもよくなるまでに回復しました。

変形性膝関節症も高齢者に起きやすい膝のトラブルです。加齢に伴って膝関節の軟骨が弾力を失い、すり減って、変形してしまうというものですが、女性に多く見られ、男女比は1対4程度とされています。変形によって関節が滑らかに動かなくなり、痛みが出てきます。

変形性膝関節症では筋肉をつけることが大切です。筋肉の原料であるたんぱく質を十分に摂り、筋トレをする。とくに大事なのが大腿四頭筋《だいたいしとうきん》（太ももの前側の筋肉）です。変形性膝関節症の痛みを訴える人は、この筋肉が落ちていることがほとんどです。

それは、寝たきりのはじまりといってもいいでしょう。立ち上がる、歩く、走る、階段を上るといった動作で使われるのがこの筋肉ですから、衰えたらそれらの動作ができなくなります。

痛みに対する栄養療法としては、コンドロイチンとグルコサミンを組み合わせて摂ることです。しかし、「その2つとも市販のサプリメントで摂っているが、正直なところ、ほとんど効果を実感できていない」という人もいるかもしれません。

それにはきちんとした理由があります。決定的に量が足りていないのです。治療レベルの効果を期待するなら、それなりの量を摂る必要があります。クリニックでも、大量にグルコサミンとコンドロイチンを摂取した患者さんで、痛み止めでも、注射でもとれなかった痛みがとれた、著しく軽減した、という人はたくさんいます。

ちなみに、栄養療法には「至適量《してきりょう》」という言葉があります。その人にとって効果があらわれる栄養素の量のことです。人の体は一人ひとり違いますから、至適量にも個人差があります。もっとも、市販のサプリメントには、1日の目安量が明記されていますが、至適量を満たしているものは、まずないといっていいでしょう。

例えば市販のグルコサミンは1500㎎を基準としていますが、グルコサミン学会では、関節の痛みをとるには4000㎎以上の摂取が必要だともいわれています。もちろん、数値は人によって違ってきます。3000㎎の人もいれば、5000㎎が至適量だという人もいるわけです。

といっても、グルコサミンとコンドロイチンが軟骨を修復してくれるわけではありません。痛みをとってくれる〝主役〟は、この2つからつくられるプロテオグリカンという物質です。プロテオグリカンはヌルヌルした状態の物質で、潤滑剤のような働きをして、関節内の軟骨同士の滑りをよくしてくれます。そのため関節の動きがよくなり、痛みがなくなるのです。

グルコサミンとコンドロイチンの作用は体全体に及びます。高齢者の肌は薄くなり、水分もなくなってきます。プロテオグリカンには組織に水分を補給する作用がありますから、皮膚はうるおいを取り戻します。また、排便もスムーズになります。腸のなかの便の滑りがよくなるからです。これは患者さんたちが実感しているようです。

グルコサミンとコンドロイチンを「大量に摂る」という表現をしましたから、摂りすぎによる副作用、弊害はないのか、と考える人もいるでしょう。過剰症に対する懸念ですが、結論をいえば、過剰症についてはその報告を聞いたことがありません。

コンドロイチンについていえば、それがそのまま作用するわけではないのです。サプリメントとして摂取したコンドロイチンは、分解され、体のなかでつくられるコンドロイチン硫酸《りゅうさん》の材料となります。このコンドロイチン硫酸がプロテオグリカンで、これが関節で作用するわけです。過剰症の心配はありません。

一方、グルコサミンについては一部で過剰症が起きる可能性を指摘されてもいるようです。しかし、これはグルコサミンを抽出するエビ、カニなどの甲殻類《こうかくるい》に対していわれていることです。

抽出の際の精製度が低いと、エビ、カニの成分が残ってしまい、それを甲殻類アレルギーの人が摂った場合、アレルギーが発症する可能性があります。グルコサミン商品をチェックし、エビ、カニから抽出されているものを避ければ大丈夫でしょう。

腰痛……たんぱく質＋鉄、ビタミンB群

定年を機に肉を食べなくなり、たんぱく質、鉄不足から腰痛に悩まされるようになった方の症例を序章で紹介しました。同様のケースは少なくありません。

腰痛を訴えてきたハイヤーの運転手の方がいました。血液検査をすると、鉄不足が見られます。鉄不足といっても、この患者さんの場合、ヘモグロビンの数値は正常で、「フェリチン」という数値が異常に低かったのです。

体内の鉄の約70％は血液中のヘモグロビンのなかに存在していますが、残りの30％はフェリチンとして貯蔵されています。ヘモグロビン中の鉄が不足すると、貯蔵鉄であるフェリチンがそれをサポートし、ヘモグロビンの値が下がらないようにするのです。

この患者さんのようにヘモグロビンは正常であっても、フェリチンが不足している場合も、貧血症状が起こります。ちなみに、通常の血液検査ではこのフェリチンの測定はおこなわれません。

患者さんの鉄（フェリチン）不足の原因は、いわば〝職業病〟でした。ハイヤーの運転手という仕事は、座っている時間が長いうえに、自由にトイレに行くことができません。お客さんが乗っているあいだは我慢を強いられます。乗客がいないあいだに一気にさっとすます。そんな排便スタイルが習慣になっていたのです。

長時間にわたって座位でいることと、そしてその排便スタイルのため、患者さんには痔《じ》がありました。出血性の痔です。鉄不足の原因はそこにありました。

それに気づかず、痛み止めの座薬を使い、湿布をしても、当然腰痛はよくなりません。

また、これも職業柄だと思いますが、食事もクルマのなかで簡単に食べられる、パンやおにぎりといったものになることが多いということでした。これはたんぱく質が不足する典型的な食事です。

私は十分な鉄、そしてたんぱく質が摂れる食事をすること、間食でもそれが摂れるような工夫をすることをアドバイスしました。不調を根本から改善するには、食べ物を変える必要がある。それが栄養療法の鉄則なのです。


ちなみに、朝起きて顔を洗っているときにぎっくり腰になるというケースがありますが、それには筋肉にたまった乳酸やマグネシウム不足も関係している可能性があります。

筋肉のなかには、鉄を必要とするミオグロビンという鉄たんぱくがあります。いってみれば、ヘモグロビンの筋肉版です。これは筋肉に酸素を供給していますから、鉄が不足して十分に働けなくなると、筋肉が酸素不足に陥るのです。

無酸素状態で筋肉を使っていると、乳酸がたまってきます。乳酸の代謝に必要なのがビタミンB群です。ビタミンB群が足りないと乳酸が蓄積されやすくなり、筋肉が硬くなって伸縮性が低下します。また、筋肉を緩める作用を持っているのがマグネシウムというミネラルですから、その不足があると筋肉がつりやすくなります。

乳酸をためないためには、鉄の摂取と同時にビタミンB群を摂ることも大切です。さらに、マグネシウムもしっかりと補充して、筋肉のトラブルが起こらないように注意することが必要です。

四十肩、五十肩……カルシウム、糖質過多

腕を動かしたときに、突然、肩に鋭い痛みが走る——四十肩、五十肩の発症です。

四十肩、五十肩の痛みの原因のひとつに、肩関節にカルシウムがたまる石灰化症がありま す。石灰化というと、カルシウムの摂りすぎを想像するかもしれませんが、じつはまったく逆なのです（次章で詳述します）。

食べ物からカルシウムがうまく摂れていないと、それを補うために骨からカルシウムが取り出されます。実はこのカルシウムはちょっと厄介《やっかい》です。ハイドロキシアパタイトという形のカルシウムであるため、腱や血管といった軟組織にくっつきやすいのです。それが

肩関節の関節包や腱板についてしまい、石灰化することで、痛みが起こります。

一般の整形外科での四十肩、五十肩の治療は次のようなものです（なお、石灰にはやわらかいものと硬いものがあって、ここで説明する治療法はやわらかいものの場合です）。

超音波で石灰化している部分を確認し、それを注射器で吸引します。さらにそこに局所麻酔剤を入れると、痛みはとれます。

痛み止めと胃薬を使った薬物療法もあります。なぜ胃薬を使うかというと、副作用で石灰が消える胃薬があるのです。痛み止めと一緒にそれを飲んでいると、1週間くらいで痛みがやわらぎ、しばらくすると石灰化も消えてくることがあります。

一方、石灰が硬い場合は注射器で抜くことはできませんし、石灰を消すこともできません。参考までにいえば、腰椎のレントゲン写真に大動脈に沿って白い線が走っているのが写ることがあります。この白い線が硬い石灰です。血管に石灰化が起こっているわけですが、組織のなかに入ってしまっているため、処置のしようがありません。

こうした石灰化は肩関節だけではなく、手首や股関節などほかの関節にも起こり、痛みを発症させます。

「手首が急に腫れて、痛くて痛くて、ピクリとも動かすことができません」

クリニックにはそんな高齢の患者さんも来られますが、レントゲンを撮ると手首の関節に石灰化があるのが認められます。

なぜ、石灰化が起こるのか？　整形外科ではその理由は解明されていませんが、私は栄養療法の見地から、炎症と関係しているのではないかと考えています。

何らかの原因で炎症が起こると、その部分は酸性に傾きます。カルシウムはアルカリ性ですから、そこに集まって中和しようとするのではないか——その結果、石灰化が起こるわけです。

人間の体には臓器や組織を包んでいる膜があります。その膜が伸ばされたときに痛みを感じるのです。石灰化が起きた部分はふくらみますから、膜が伸ばされたことになり、痛みを引き起こすのです。

では、栄養療法では四十肩、五十肩にどのようなアプローチをするのかというと、食事でしっかりカルシウムを摂るようにしてもらいます。

繰り返しになりますが、骨からカルシウムが取り出されるのは、口から摂るカルシウムが足りないからです。口から十分な量のカルシウムを摂るようにすれば、骨のカルシウムは使われず、関節の石灰化は起こらないというわけです。

もうひとつ大切なことを補足します。口から入って腸で吸収されたカルシウムは、血液中のアルブミンというたんぱく質に運ばれます。このアルブミンはものを運ぶトラックのような働きをしています。たんぱく質が不足しているとアルブミンも不足するため、血中のカルシウムも不足してしまうことになります。ここでもたんぱく質の摂取が重要なのです。

四十肩、五十肩という症状をなくすのではなく、そんな症状にならない体につくり変えるのというのが、栄養療法の考え方というわけです。

ちなみに私自身がひどい肩こりに悩まされていたことは、第1章でお話ししました。高齢者にもよく見られるパターンですから、ここで改めて整理しておきたいと思います。

私は、肩こりの原因のひとつは糖質の摂りすぎにあると考えています。そのポイントは血糖値にあります。

本来、血糖値は安定していることが望ましいのですが、糖質中心の食生活は、血糖値を急激に上げてしまいます。するとどのようなことが起こるでしょうか。

石灰化症の治療例

治療前

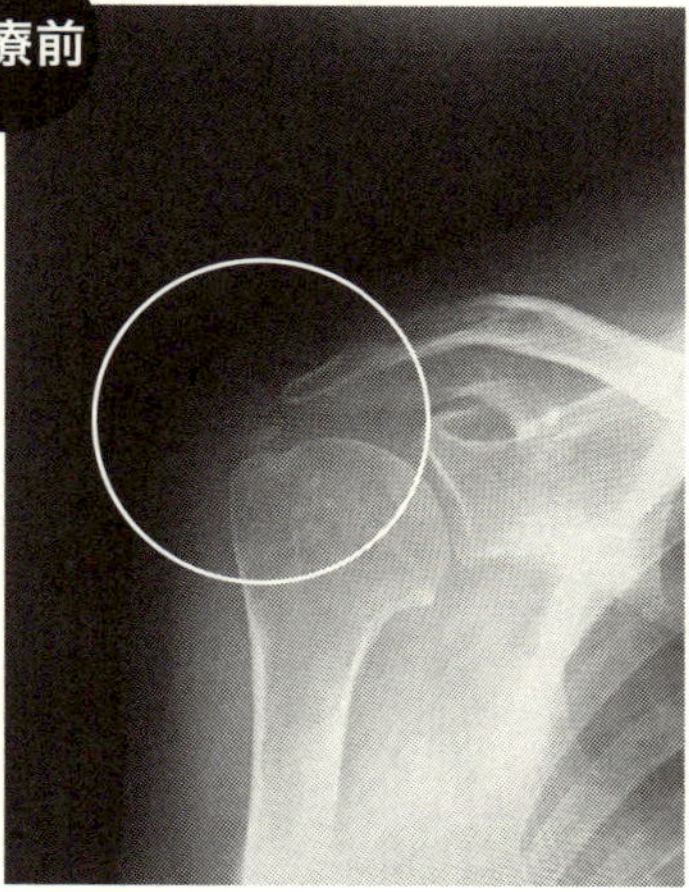

右肩関節に石灰化が見られる

治療後

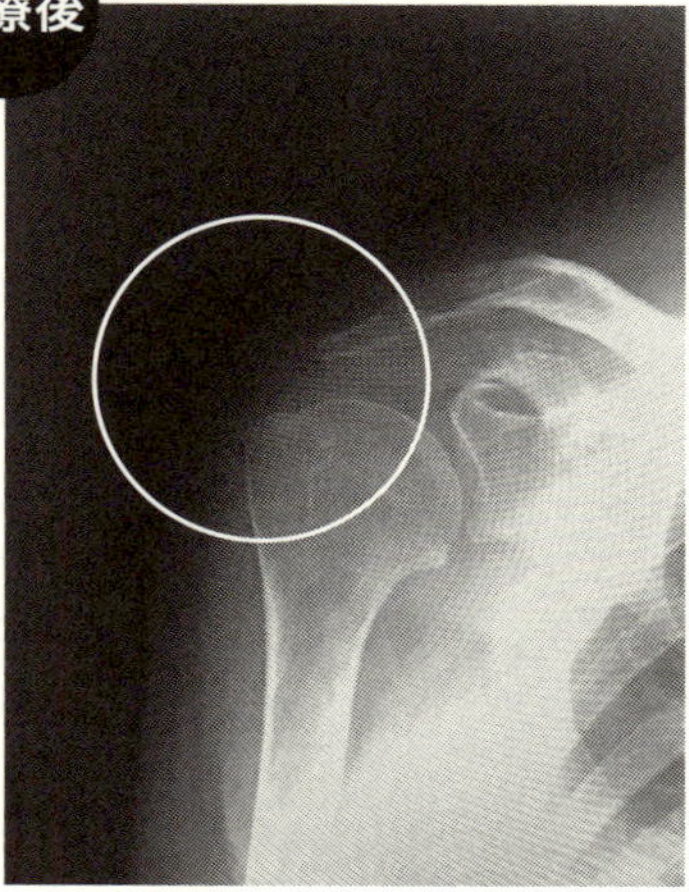

カルシウムを摂取することにより、肩関節の石灰化が消失している

食後、急激に上がった血糖値を下げるためにインスリンが大量に分泌され、血糖値を下げる

↓

血糖値が下がりすぎると、血糖値を上げるためのホルモンが分泌される

↓

血糖値を上げるホルモンが交感神経を優位にする

↓

交感神経の働きにより血管が収縮し、血流が悪くなる

これが肩こりが起こる流れです。

ご飯好き、パン好き、甘いもの好きで万年肩こりの人は、このメカニズムで肩こりが起きている可能性があります。

腱鞘炎、ばね指……鉄

指のつけ根、手首などに痛みが起きるのが腱鞘炎です。指が曲がったままになり、それを伸ばそうとしたとき、ばねが反発するように、一気に伸びる動きになるのがばね指として有名です。痛みがひどくなると、ものを握ったり、つまんだりする動作ができなくなりますから、日常生活にも支障をきたします。実際、指が痛くて歯ブラシが持てず、歯を磨くこともできない、という人もいるのです。

指を動かすための腱は骨と筋肉をつなぐコラーゲン線維でできたロープで、腱鞘というトンネルのような筒に包まれています。以前は、このトンネル状の腱鞘が腫れてロープである腱を締めつけ、痛みが出ると考えられていました。

しかし、超音波技術が進歩して、詳細に検査することができるようになったことで、現在では、腱鞘自体には変化が見られないことがわかっています。ロープである腱のほうが腫れて太くなり腱鞘のトンネルを通過できなくなることによって痛みが起きているのです。また、太くなった腱を超音波で観察すると、正常の腱と比べて線維の走行が乱れているのがわかります。

クリニックでは腱鞘炎やばね指の患者さんの血液検査もしていますが、顕著なのが鉄不足です。腱が腫れる原因はまだ明らかにされていませんが、超音波検査から観察される腱組織の走行の乱れは、ひょっとすると壊れたコラーゲン線維の修復が鉄不足によってうまくいっていないからかもしれません。

実はその考えを裏付けるような患者さんがいました。

40歳代の女性で頭痛や肩こりがひどいため血液検査をしたところ、鉄不足があったのでヘム鉄というサプリメントを摂取してもらい、赤身肉やレバーも食べるように指導しました。3カ月後には症状がとれました。そして、注射されるのが怖かったので私にいわないでいた右母指のばね指の痛みまでとれてしまったというのです。

実際のばね指治療では、痛みに耐えられない患者さんには注射を使うケースが多く、それでも改善しない場合は手術をするという流れになっています。

しかし、腱鞘炎やばね指に鉄不足が関係していることがもっと知られるようになれば、日頃から鉄を積極的に摂ることで、注射や手術になる前の段階で食い止められるのではないかと思います。

第3章

ご飯、パン、お菓子…
その「糖質」が骨を脆くする!

100歳まで自分の足で歩くための「食べ方改革」

5年ほど前に栄養療法と出会って以来、私の食生活はガラリと変わりました。

そもそも私は高校生の頃に脂肪肝と診断されていたほどの糖質過多の食生活を送っていました。ご飯（白米）大好き、甘いものには目がない、スナック菓子は一袋抱えて食べるような食習慣を送っていたのです。

そんな食生活をしていて、健康が保てるはずはありません。さまざまな不調があらわれたのは〝必然〟だったといってもいいでしょう。しかし、はっきりした病名も、対応できる確実な治療法も見つかりませんでした。

そんな日々のなかで出会ったのが栄養療法だったのです。

栄養療法を学びながら、「食べ方改革」に取り組むことを決め、試行錯誤を繰り返しました。改革の中心に据えたのが「糖質制限」です。

しかし、糖質は体を動かすエネルギー源の主役ともいえる栄養素です。これを完全に食生活のなかから締め出すことはできません。第一、ご飯も甘いものも大好物でしたから、ストイックに「よし、目標糖質ゼロ。いっさい食べないぞ！」と極端な糖質制限に走ったら、ストレスにもつながってしまいます。

そこで考えたのが、食べたいものは食べる、その一方で、糖質は確実に減らす、という〝秘策〟です。これには少々わがままを通す必要がありました。ランチに通っていたお店には、それ以降も通い続けましたが、ちょっとした宣言をしたのです。

「実は今、糖質制限をしています。申し訳ないのですが、パスタの量を3分の1ほどに減らしていただけませんか？」

さらにたんぱく質を摂る必要がありましたから、重ねて、本来はディナーのメニューになっていた、イカとトマトのソテーを特別にランチで出してほしい、オードブルとして出ていたブルスケッタ（パンにトマトがのったもの）を、オムレツ（卵2個分）に替えてほしい、とお願いしました。

お店の人とはある程度の顔なじみになっていたこともあり、こうして糖質制限の〝大友スペシャルランチ〟が誕生したのです。

私がやったことは、パスタの量を減らし、パンをやめ、オムレツ（卵）でたんぱく質を増やしたこと。食べたいものをシャットアウトしたわけではありません。食べ方を変えて、糖質の制限とたんぱく質の増量を実現したのです。

「糖質ゼロ」を目指すより、メリハリをつける

この「食べ方改革」は寿司屋でも実践しています。〝大友スペシャル・寿司コース〟はこんな具合です。

まず酢の物を頼み、次に焼き魚を注文、茶碗蒸しへと進みます。ここからネタに入りますが、食べるのは刺身です。刺身は旬《しゅん》のものをいただくようにしています。最後に握ってもらいますが、3貫のみ。それ以上の糖質（酢飯）は摂りません。

3貫に決めたのは、体験上、4貫食べると午後の診察中に眠気がくることがわかったからです。これは血糖値がグンと上がったあとに、インスリンが出すぎて血糖値が急激に下がっていく、いわゆる血糖の乱高下が起こるためです。糖質の摂りすぎを知らせるシグナルといってもいいでしょう。つまり、私にとっては寿司3貫が糖質の適正摂取のボーダーラインというわけです。

この自分のボーダーラインを知る方法は、患者さんたちにもすすめています。

「寿司を何貫食べたら眠くなるか、一度試してみてください。〝眠くなる手前〟が、一回の食事で食べてもいい適正な糖質量だということですよ」

折に触れてそんな話をします。ちなみに、寿司4貫はほぼご飯茶碗一杯に相当します。ご飯茶碗一杯の糖質は、角砂糖約16個分です。この数値を頭に入れておくと、自然に寿司の食べ方も変わるのではないでしょうか。

もちろん、甘いものも諦めたわけではありません。例えば、よく行くイタリアンレストランでディナーをするとき、そこでは料理に必ず、パンやグリッシーニがつくのですが、それは遠慮することにしています。

たんぱく質である魚や肉の料理を糖質抜きでガッツリ食べてから最後にデザートをいただく。デザートの糖質で血糖値が上がりますから、パンやグリッシーニを食べなくても、それでおなかがいっぱいになります。

しかも、大好きな甘いものを食べられる〝幸福感〟もついてきます。糖質はデザートで摂るという方法も、効果的な糖質制限だと思います。

日常的な食事についても紹介しておきましょう。

朝食メニューはいたって簡単です。プロテインパウダーに生卵を1個入れ、水、または豆乳で溶いて、ミルクセーキのようにして飲みます。ポイントは食物繊維のサプリメントを加えること。この食物繊維がおなかの調子を整えてくれます。プロテインだけを飲むと、便がゆるくなりますが、食物繊維を少量入れることで、心地よい便通になるのです。

夕食は、睡眠の安定のためにも、できれば糖質を抑えたメニューにするのが望ましいのですが、やはり糖質制限をしていると寝る前におなかがすきます。そんなときは納豆の出番。納豆にココナッツオイルを入れたり、かつお節をかけ少し醤油をたらしたりして、食べるようにしています。

私が無類のご飯好きだったという話はしました。そのご飯を断ち切ったかといえば、そんなことはありません。基本的には食べないようにしていますが、ときにはハメを外すこともあります。

ときどきドクター仲間と会食をすることがあるのですが、そのときはご飯解禁です。絶品のあさりご飯が出たときには、ここぞとばかりにお代わりまでして、心ゆくまで堪能します。

カレー屋さんでもご飯を食べます。ただし、注文するときに、「ご飯は3分の1くらいにしてください」とお願いするのがポイントです。

目の前にある1人前分のご飯を3分の1だけ食べて、あとは残すというのは難しいものです。だったら、最初から少なくしておけばいい。あらかじめ3分の1にしてもらっておけば、ご飯を無駄にすることもありません。

杓子定規《しゃくしじょうぎ》に「食べない」と自分に強いるのではなく、要はメリハリをつけるということです。むしろそのほうが、糖質を摂ったときの満足感により浸れるかもしれません。

間食にも触れておきましょう。

おやつの定番はナッツ類です。いつも何種類かのナッツを置いておいて、小腹がすいたら口に入れています。また、「チーズ鱈《たら》」などおつまみ系を食べることもありますし、ココナッツオイルの小分けしたものを直接摂ったりしています。

ただし、間食にもメリハリを導入していて、ごくたまにですが、ポテトチップスの一気食い、好きな和菓子の貪《むさぼ》り食いといったこともしています。それをブログに載せたりすると、フォロワーから、「先生もそんなことしているのですか。ちょっと安心しました」といったメッセージが届いたりします。

食生活にこのようなメリハリをつけることは、糖質制限の継続には不可欠なのかもしれません。

もっとも、糖質制限を続けていると、腸内細菌の構成も変化するためか、嗜好《しこう》が変わってきます。以前はコンビニで新発売のチョコレートなどを見つけると、すぐさま買って〝テイスティング〟をしていたのですが、このところはあまり気にならなくなりました。

食べ方を変えれば、体は確実に変わる

ここまでお話ししてきたように、食べ方を変えたことで、体調は目に見えてよくなりました。今さらながら、体は自分が食べたものでできているのだから、自分に必要な栄養を考えて摂れば、体は確実に変わっていく、ということを実感しています。これは普遍の法則です。

法則は年齢・性別を問いません。いくつになっても、実践すれば、体は変わります。

高齢者の方のなかには、こんなふうに考えている人が多いのかもしれません。

「今さら食事を変えたところで、膝（腰、肩、関節）の痛みがなくなるわけがないじゃないか」

「だんだん歩くのもつらくなってきたけれど、年だから仕方ない」

そんなことはありません。すべては食べ方にかかっています。

これまでの食生活を続け、痛みを抱えたまま暮らしていきますか？　歩けなくなるのを、何もしないでただ待っているだけでいいですか？

今からでも変われると知ったのですから、これを機に食べ方を変えて、痛みが出ない体、１００歳まで自分の足で歩ける体をつくろうではありませんか。

私の経験からいえば、食べ方を変えて１カ月くらいで体に変化が起きてきます。ひとまず１カ月、「食べ方改革」に取り組んでみましょう。そして、みなさん自身で変化を実感してみてください。

糖質とのつきあい方を見直す

ここからは、具体的な食べ方のコツを説明していきます。

高齢者の食事について聞くと、主食をパンにしている人があまりにも多く、驚かされます。その理由を聞くと「ご飯を炊くのは面倒くさい」「袋から出せばすぐに食べられる」という答えが多いようです。

しかし、パンにはちょっと問題があるのです。パンの原料は小麦ですが、小麦製品に含まれるグルテンというたんぱく質は、人が消化できない難消化たんぱく質のひとつで、腸の粘膜を荒らす元凶とされているからです。高齢者には主食を食べないと食事をした気がしない、という思いもあるようですから、パンを主食としている人は、それをご飯に替えましょう。

ご飯を炊くのが面倒なら、市販のパックご飯を使う手もあります。それをレンジで「チン」するだけなら、パンをトーストするのと手間はまったく変わりません。

ご飯もそのままではなく、卵かけご飯にしたりチャーハンにするのがおすすめです。卵や油でコーティングすることで、消化に時間がかかり、急激な糖質の吸収が抑えられるからです。

食べる順番にもコツがあります。副食、おかずを主体にご飯よりも先に食べるのです。おかずをおなかにある程度入れてから、最後にご飯を食べるようにすれば、量は格段に減りますし、急激に血糖値を上げることもありません。ご飯に含まれる糖質については先ほどお話ししましたが、ピンポン球1～2個分で糖質の摂取量は十分なのです。

野菜のなかには糖質をたくさん含んでいるものがあります。ジャガイモ、カボチャなどです。これらを一切食べるなとはいいません。肉ジャガ、カボチャの煮物などが食卓に並んだときには、ご飯を食べないようにすればいいのです。糖質が多い野菜を摂るときは、別の糖質を控えることで、バランスを摂るということです。

また、果物の摂り方も見直す必要があります。例えば、バナナを毎日食べているという高齢者は、みなさんの想像以上に多いのです。糖質の高いバナナを控えるだけで、かなりの糖質制限になります。

果物や野菜をジュースにして飲むのも要注意です。例えば、リンゴとニンジンをジュースにして飲む。ジュースにすれば、リンゴ2個、ニンジン2本程度はグイグイ飲めるでしょう。

しかし、考えてみてください。リンゴ2個を一度に食べられますか？　ニンジン2本をかじれますか？　おそらく無理ですよね。でも、ジュースにするとそれができてしまう。その結果、普段の食生活では摂取できないくらい多くの糖質を摂ることになるわけです。また、液体の形で糖質摂取すると血糖値も急激に上がりやすくなるというデメリットもあります。

その意味では「飲むヨーグルト」も敬遠したい食品といえます。糖質も高く、100㎖当たり角砂糖4〜5個分をとっている計算になります。

つまりは、果物も野菜も〝飲む〟のではなく、〝食べる〟のが原則ということです。高齢者にはうまく噛めないという〝歯の問題〟もあると思います。まず、考えるべきは〝ちゃんとものが噛める歯〟に調整することでしょう。ものをうまく噛めない方は、しっかりものが噛めるようにしてくれる歯科医に相談してください。食べられないから飲んでしまう、というのは本末転倒です。

甘味料についても、誤解している人が多くいます。

最近では精製された白砂糖は避けている、という人が増えてきていますが、その一方で、はちみつは天然物だから問題ない、オリゴ糖は腸内細菌を増やすからいい、と思い込んでいる人もいるようです。

しかし、はちみつもオリゴ糖も、安易に使うと糖質の摂りすぎにつながります。

また、ダイエットなどで人工甘味料を使っている方もいますが、それはかえって肥満の原因になることがあります。

私が患者さんにおすすめしているのは、〝羅漢果《らかんか》〟という植物由来の天然の甘味料です。甘さは砂糖と同じですが、これなら血糖値を急激に上げません。飲み物はもちろん、料理に使うことで、甘みがしっかり得られて糖質を抑えることができます。

第4章

強い骨と筋肉をつくる栄養整形医学の食べ方

整形外科的な不調改善に役立つ栄養素

前章では、骨や筋肉を弱くする「糖化」を防ぐために、糖質を減らすポイントをお話ししてきました。しかし、それだけでは骨も筋肉も強くはなりません。骨も筋肉もつくっているのは栄養ですから、その原料を十分に供給することが欠かせません。

骨や筋肉の「糖化」を防ぐアプローチがいわば〝守り〟の栄養療法だとしたら、その原料を摂っていくアプローチは〝攻め〟の栄養療法といえます。

実際に整形外科のトラブルを克服した患者さんの症例も交えながら、１００歳まで自分の足で歩ける体をつくる栄養素について、その摂り方のコツも含めて解説していきましょう。

たんぱく質

私たちの体のほとんどの部分にかかわっている栄養素、それがたんぱく質です。もちろん、骨を形成するコラーゲンや筋肉もそうです。

たんぱく質は約20種類のアミノ酸がさまざまな組み合わせでつながってできています。どんな組み合わせであるか、どのようにつながっているかで、たんぱく質の種類が決まってきます。

骨や筋肉を強くするうえで、たんぱく質を十分に摂ることは必須ですが、ただやみくもに摂ればいい、というものではありません。摂り方のポイントをきちんと押さえることが重要です。

たんぱく質の1日の必要量は体重1kg当たり1～1・5gとされています。体重60kgなら60～90gになります。この数値を見ると、「なんだ、それくらいなら簡単に摂れそう」と思われるかもしれませんが、これは食品の量の数値ではありません。

例えば、100gの肉を食べたからといって、それがそのままたんぱく質の摂取量になるわけではないのです。そこにどのくらいアミノ酸が含まれているかが問題です。牛肉100gでいえば、含まれているたんぱく質は20g程度、アミノ酸の量は16gです。ただし、この数値は「生」で摂った場合のもの。肉は普通火を通して食べますが、熱を加えることで数値はさらに下がります。

「肉はたっぷり食べている」という自覚がある人も、実際に摂取できているたんぱく質の量は意外に少ないのです。だからこそ私は「どんどん肉を食べてください」といい続けているというわけです。

赤身の肉をすすめる理由

では、どんなたんぱく質を摂ればいいのでしょうか。

たんぱく質はアミノ酸の形で吸収され、新たな組み合わせでつながって、再合成されます。ここでキーになるのが「含硫《がんりゅう》アミノ酸」です。これは硫黄《いおう》を含むアミノ酸です。

そのひとつがメチオニン。メチオニンは「開始アミノ酸」と呼ばれており、たんぱく質合成のカギを握っています。たんぱく質合成の先頭を受け持っているのがメチオニンで、イメージとしては、電車の1両目をメチオニンが務め、それにさまざまなアミノ酸が連なる形でたんぱく質が合成される、という感じです。

たんぱく質には、肉や魚などの動物性たんぱく質と、大豆に代表される植物性たんぱく質があります。両者の一番の違いはこのメチオニンの含有量です。メチオニンは動物性たんぱく質により多く含まれています。

「だったら、肉でなく、魚でもいいのでは？」

もちろん、魚も有効なたんぱく源。しかも、高齢者には肉より食べやすいというメリットもありますから、食事に取り入れてほしい食品ですが、私のイチ押しは、やはり赤身の肉です。

赤身の肉が赤いのは、ミオグロビンと呼ばれるたんぱく質が豊富だからです。筋肉を動かすにはエネルギーが必要です。そのエネルギーはＡＴＰと呼ばれており、細胞内のミトコンドリアと呼ばれる細胞内器官でつくられています。ミトコンドリアは、酸素を使って私たちの体のエネルギーであるＡＴＰをつくっている生産工場なのです。ですから、体のなかでたくさんのエネルギーを必要とする、肝臓、心臓、筋肉などは、ミトコンドリアが豊富な臓器です。実は、ミトコンドリア内には含鉄酵素《がんてつこうそ》と呼ばれる鉄を必要とする酵素が豊富です。ミトコンドリアが豊富なところには、鉄分が多いということにもなります。

ミトコンドリアがあるところ、すなわち赤い部分には、鉄も豊富ですし、さらにはビタミンＢ群、亜鉛など骨や筋肉にとって大切な栄養素もたくさん含まれています。

食材でいえば、牛肉、ラム肉、馬肉、レバーや、いわゆるジビエと呼ばれている、イノシシ、シカ、キジなどの肉がそれに当たります。

高齢者が好んで食べるのは鶏肉かもしれません。ならば鶏肉の赤い部分を食べるようにする。例えば、焼き鳥なら、レバー、ハツ、砂肝などです。鶏系の肉なら赤い鴨肉がおすすめです。最近の私のイチ押しはダチョウ肉です。鉄分が非常に多いのです。

メチオニン（含硫アミノ酸）を増やすには、硫黄が必要だと述べましたが、実は植物にもその供給源になるものがあります。植物に含まれる硫化アリルという成分です。硫化アリルが豊富な食品がニンニク、タマネギです。馬刺しにはニンニクのすりおろしが、豚のショウガ焼きにはタマネギが具材として入っていますね。昔からの食べ方というのは、実は理にかなったものが多いものです。肉を食べる際のタレに、直前にすり下ろしたニンニクやタマネギを加える、といった調理の工夫も、ぜひ取り入れてください。

胃にも「筋トレ」が必要！

年齢を重ねるにつれて、若い頃のように食事が進まなくなった、と感じている人は少なくないのではないでしょうか。昔は肉をガッツリ食べることができたのに、最近はどうも胸やけがする、食事の量も全体に少なくなってきた……。

　加齢に伴って体の機能が低下していくのは致し方ないことです。胃も例外ではありません。しかし、それは年齢だけの問題でしょうか。

　高齢者のなかには胃の不調を訴えて内科で診てもらい、「萎縮性胃炎《いしゅくせい》」と診断された人が少なくないはずです。これは胃に炎症が起こって粘膜が萎縮し、薄くなっている状態です。胃の動きが悪くなり、胸焼けなどの症状が出てきます。そして、そのような症状は「逆流性食道炎」と呼ばれます。そこで処方されるのが胃酸を抑える薬です。

　私は初診の患者さんには必ず「お薬手帳」を見せていただきますが、整形外科疾患を抱えている多くの患者さんがこの薬を飲んでいます。実はそのことが胃の機能低下につながっているのです。ここで消化のメカニズムについてお話ししておきましょう。

　食べ物が入ってくると胃は動き出します。胃酸を出して入ってきたものを消化するわけです。このとき、腸への入口である幽門《ゆうもん》は閉じられています。出口を閉じた状態で胃酸を分泌して消化を進め、ドロドロした状態にしてから、幽門を開いて腸に送り出します。

　送り出すのは消化されたものだけ。未消化のものが残っていればまた幽門を閉じて消化を続け、再び消化されたものだけを幽門を開いて送り出す。この作業を繰り返すことで、食べたものすべてが消化され、腸に送り込まれるのです。

消化物を受けとった腸は栄養素を吸収します。ところが、薬で胃酸が抑えられていると、消化作業に支障をきたしますから、未消化のものが腸に送り込まれることになり、腸でも栄養素がうまく吸収されないのです。

また、胃酸には強い殺菌力があって、その殺菌力で病原菌を退治し、腸内環境を整えるという大切な働きがあります。胃酸が出なければ、胃で菌が殺菌されないため腸内環境が悪化し、さらに吸収が悪くなります。

もちろん、主治医と相談することが必要ですが、可能なら胃酸を抑える薬を、胃の機能をサポートする消化酵素剤に替えることも考えてみたらいかがでしょう。私も胃の動きをよくする漢方薬（六君子湯《りっくんしとう》）と消化酵素剤を一緒に出すことがありますが、服用した患者さんから「胸焼けもないし、胃の調子がよくなって、たくさん食べられるようになった」といった声を聞くことも少なくありません。

逆流性食道炎によって起こる胸やけやげっぷなどを抑えるのではなく、動きが悪くなってしまった胃の機能を上げたり、萎縮した胃の粘膜を修復していこうと考えるのが栄養療法です。胃粘膜の修復をする作用を持っているのが、グリシン、グルタミン、ビタミンA、鉄、亜鉛などです。それらの栄養素を的確に摂ることで、粘膜の修復も可能である、と私は考えています。

また、吸収効率を高めるという面ではビタミンCが有効です。実は胃酸にはビタミンCが含まれています。カルシウムやマグネシウム、鉄などのミネラルは胃酸の力を借りて吸収されるのですが、その吸収を助けてくれるのがビタミンCです。

そして、胃の機能を高めるために私がもっとも提唱したいのが「胃の筋トレ」です。胃の筋トレなどというと奇異に感じられるかもしれませんが、胃も平滑筋という筋肉でつくられている組織です。筋肉であればトレーニングによって強化できます。

胃の筋トレ法はたんぱく質を摂ることです。先ほど消化のメカニズムについて説明しましたが、幽門が閉じるためには高分子の成分が入ってくることが必要なのです。糖質は低分子ですから、胃は自分の出番ではないと判断して、幽門を閉じずにすぐに腸に送ってしまうのです。

その結果、糖質がどんどん吸収され、高血糖になって体の随所で糖化が起こります。そうならないためには、高分子であるたんぱく質を摂り、幽門を閉じさせて、胃を働かせる、胃の筋肉を動かす、すなわち〝胃の筋トレをする〟ことです。

食事のときは、まずたんぱく質や食物繊維を含むものを食べる。すると、胃は幽門を閉じてしっかり動きますから、その後に糖質食品を食べるようにしましょう。同時に先にあげた粘膜を修復する作用があるグリシン、グルタミン、ビタミンA、鉄、亜鉛などを摂ると、「筋トレ効果」はさらに上がります。

また、筋トレのサポート役として、天然の消化酵素も活用しましょう。大根おろしやショウガ、青パパイヤ、アボカド、キャベツなどには、たんぱく質を消化する酵素が含まれています。焼き魚に大根おろしが添えられていたり、肉のタレにショウガを使ったり、トンカツとキャベツの千切りがセットだったりするのは、先人の知恵といえます。

おろしと一緒に食べるとスッキリする、ショウガを使うと胃もたれしない、キャベツと一緒だとサッパリする、といった経験から、そうした組み合わせが定着したのでしょう。賢い知恵を継承しない手はありません。私はトンカツを大根おろしで食べたりしますが、食後はたしかにスッキリ、サッパリです。

ただし、おろしたて、つくりたて、というのが条件です。時間がたつと酸化してしまうため天然酵素もパワーを失います。

たんぱく質の摂取でおすすめしたいのは、何といっても赤身の肉です。これはすでにお話ししましたが、高齢者の食生活には取り入れにくいかもしれません。歯の問題があるからです。

「入れ歯なので、噛みづらく、肉はどうも……」

というわけです。しかしこれも工夫次第。噛みづらかったら、噛みやすい状態にして食べればいいのです。

ひき肉は高齢者が赤身の肉を食べるのに、最適の食品といっていいかもしれません。しかも、料理のバリエーションも豊富です。定番のハンバーグはもちろん、ロールキャベツ、肉団子、キーマカレー……。なんなら、そぼろにしてご飯（量には注意）の友として常食するのもいいでしょう。

もうひとつは量の問題です。老いてなお健啖家《けんたんか》ぶりを発揮している人もいないではありませんが、一般的には年をとれば食も細くなるものです。肉は好きだし、よく食べるものの、少量しか食べられないという人も少なくありません。

たしかに、150gとか200gの肉を一度の食事で平らげるのは大変です。ならば、何度かに分けて食べたらいいのです。朝昼晩に分ければ、一度に食べる量は負担にはならないはずです。

あるいは、もっと小分けして小腹がすいたときに口にするようにする。高齢者には、食事は朝昼晩の3食できちんと摂るもの、という意識がとくに強いのかもしれませんが、1日4食でも5食でもいいのです。おなかがすいたら食べる。この「少量頻回食」方式は肉をたくさん食べるためのポイントといっていいでしょう。

高齢者には、意識して野菜を食べるようにしているという人が多いのではないでしょうか。それも肉を食べることに結びつけられそうです。野菜をサラダで食べるのではなく、肉と一緒に食べるのです。

焼き肉では肉をサンチュで巻いて食べたりします。まさにあのスタイルです。野菜はなるべく単独では食べない、肉を食べるためのツールとして使う。そんな意識を持ったらいいと思います。

また、野菜は生より加熱したもののほうが、量が食べられます。レンジで「チン」すれば簡単です。ひと手間かけて温野菜にするのも十分な量を摂るためのコツです。手間をかけるといっても茹でるだけですから、さして面倒なことではないはずです。例えば、野菜たっぷりの具だくさんのみそ汁にすれば、ミネラルも効果的に補給できます。

「コレステロールは悪者」という考え方はもう古い

肉や卵はコレステロールを増やす元凶。古くからそんないい方がされてきました。高齢者ほどその〝常識〟が強く刷り込まれているかもしれません。しかし、コレステロールに関する考え方は大きく変わってきています。

実は、体内のコレステロールの多くは肝臓で合成されています。コレステロールのうち、食べ物由来のものは全体の約20％に過ぎず、あとの80％は肝臓で合成されるのです。肝臓は私たちが生きていくために必要なたんぱく質をつくってくれている大切な臓器です。その肝臓がわざわざ合成しているのがコレステロールなのです。

しかも、肝臓はコレステロールの総量を管理していて、食べ物からつくられるコレステロール量が増えると、肝臓でつくられる量を減らすよう調整しています。ですから、コレステロール値を気にして肉や卵を食べないでいることは、残念ながらあまり意味がないのです。

実際、私は卵が自分のコレステロール値を上げるのかどうか、身をもって試したことがあります。半年間にわたって1日3個を食べ続けてみたのです。そして、コレステロール値を測ったところ、数値は〝実験〟前とほとんど変わっていませんでした。

ただし、卵を食べるとコレステロールが上がる人がいることも事実です。卵を食べたらコレステロールが上がるのかどうか、それを知るには血液検査で確かめることが必要です。

卵はすぐれたたんぱく源です。生で食べれば、含まれているたんぱく質がそのまま摂取量になります。たんぱく質を摂取するうえでこれほど有効な食品を、間違った思い込みに縛られて敬遠するのはもったいないと思いませんか。

コレステロールはむしろ、低すぎるほうが問題です。ここでは、体内でのコレステロールの働きを知ってほしいと思います。

コレステロールは脳の構成成分であり、コレステロールが下がりすぎると脳機能の低下にもつながります。細胞膜の材料でもあり、少なくなると赤血球が壊れやすくなり、貧血の原因にもなります。また、胆汁の材料となり、コレステロールが低いと脂質の吸収が悪くなります。さらに、コエンザイムQ10の材料でもあるために、コレステロールが低すぎると疲れやすくなります。最後に、コレステロールはさまざまなホルモンの原料となっています。男性ホルモンや女性ホルモンといった性ホルモンもそうです。

老化は体内に一定量の性ホルモンがないことでも進みます。つまり、コレステロール不足は老化にも直結しているというわけです。事実、コレステロールが高い人のほうが寿命が長いというデータも数多く示されています。

ヘム鉄

前項でたんぱく質の重要性は十分認識していただけたと思います。

しかし、重要性でいえば、ほかの栄養素にも目を向ける必要があるのです。骨や筋肉をつくっているコラーゲンも、たんぱく質だけが原料ではありません。十分な鉄とビタミンCがあってはじめて、健康なコラーゲンが合成されるのです。

まずは鉄、そしてこれまで何度か触れてきたヘム鉄について解説しましょう。

私のクリニックに、右下腿部《かたいぶ》が痛いといって来院した女子高生がいました。診断は右脛《けい》骨《こっ》疲労骨折でした。学校ではバレーボール部に籍を置いているとのこと。問診でいくつかのことがわかりました。

立ちくらみ、頭痛、めまい……これらの症状の裏には実は鉄不足が隠れているのです。疲労骨折の治療のために部活を休んで、「ヘム鉄」を摂ってもらうことにしました。同時に糖質を減らして、鉄が豊富に含まれている赤身の肉やレバーを食べるように食事指導をおこないました。

それから2カ月。骨折部にはしっかりした仮骨ができました。鉄の積極的な摂取が骨の修復を促したのでしょう。

この患者さんもそうですが、部活で運動をしている中高校生は、ご飯（白米）をとにかく食べます。高校の野球部などでは、丼飯を最低2杯食べるように指示されているところもあると聞きます。

そんな食事で糖質過多になっているのに加えて、ほとんどの場合、鉄が不足しています。その状態で激しい運動をしたら、骨折したりケガをするのは、栄養面から見れば当然です。

その年代だけではありません。整形外科では男女を問わず、子どもから高齢者まで幅広い年齢層の患者さんが対象になりますが、血液検査をしてみると、男女とも、あらゆる年代で鉄が不足しています。

ただし、一般の血液検査ではそれはわかりません。

あるとき、右膝の痛みを訴えた男子中学生が来ました。すでに2箇所の整形外科を受診し、レントゲンを撮っても、超音波検査でも、異常は認められず、痛み止めと湿布を処方され、物理療法も受けましたが改善しないとのことでした。私のクリニックでおこなったレントゲンや超音波検査でも異常がなかったのですが、右膝の痛みは確かにあるのです。問診をすると、男子なのに立ちくらみがあり、疲れやすいといいます。鉄不足を疑って、血液検査をすることを提案しました。

すでに内科で血液検査をしていて、異常なしの判定だったとのことでしたが、改めて栄養療法でおこなう血液検査をしたところ、やはり鉄不足が顕著だったのです。

一般に、貧血が疑われる場合には血液検査をおこないますが、多くの医療機関ではヘモグロビン値にのみ注目します。鉄は体内のいたるところで必要とされているため、不足すればたくさんの症状が出てきます。たくさんの組織で鉄が不足しているにもかかわらず、血液中のヘモグロビンだけに注目してしまうと、ほかの組織での鉄不足を見抜くことはできません。貧血という病名はつかなくても、鉄不足が起こっていることを見抜かないと、患者さんの症状を改善することはできないというわけです。

この男子中学生も、鉄不足によりコラーゲンの合成がうまくいかず、痛めた膝を修復できずにいたため、痛みがとれないままであったのでは、と考えました。

私は、整形外科医であるため、子どもから高齢者まで幅広い年代の患者さんの診察に当たっています。そして、そのような患者さんの血液検査をしてきた結果を見て、日本人のほとんどが鉄不足だと思っています。「一億総鉄不足」といっても過言ではないかもしれません。

貧血の陰に隠れていた別の病気

貧血があるかないかではなく、鉄不足を見抜くことが、思いがけず意外な病気の発見につながることがあります。こんなケースがありました。

長期にわたって首の痛みを訴えている患者さんがいました。当初、私はまだ栄養療法と出会っていなかったので、通常の整形外科の治療をしていました。薬を出したり、リハビリをしてもらったり、首に痛み止めの注射をしたり、といったものです。

患者さんはしばらくクリニックに来られることはなく、その間に私は栄養療法を学びました。1年半後、首の痛みがぶり返し再びやって来た患者さんに、私は血液検査をすることをすすめました。

検査をしてみると、貧血があることがわかりました。そこで、鉄不足の解消を中心にそのほかの足りない栄養素を摂ってもらうことにしました。鉄を摂って血流をよくすることで、筋肉にも栄養が行き届いて状態がよくなり、また、たまっている疲労物質が流れて、痛みをとることにつながっていくと考えたからです。

さらに、血液検査でもうひとつわかったことがありました。BUN（尿素窒素）の数値が高いのです。詳しい説明は省略しますが、この数値が高いときは上部消化管からの出血が疑われます。

消化管からの出血は貧血とも整合性がとれます。私は内科の検査をすすめ、その結果、なんと大腸がんが見つかったのです。患者さんはすぐに治療をはじめました。栄養療法の血液検査をしなかったら、がんの発見はもっと遅れていたでしょう。

同じようなケースがもうひとつあります。第2章で症例を紹介した圧迫骨折をした患者さんです。この患者さんに貧血があったことはそこでお話ししましたが、大腸がんが見つかった患者さんとの共通点があったことから、私は内視鏡検査をすすめたのです。見つかったのは早期胃がんでした。

貧血にはめまいや息切れ、動悸、倦怠感《けんたいかん》といった基本的な症状があります。しかし、貧血が教えてくれるのはそれだけではありません。消化管などからの出血、さらにはがんも貧血から知ることができるのです。

鉄不足を見抜くことの重要性が、そこにもあります。

鉄のひとつ「ヘム鉄」とは何か

ヘム鉄とは何か、少し難しい話になりますが、ここで解説しましょう。

地球の内部には鉄やニッケルが液体となった地核があります。つまり、地球には鉄が豊富に存在するのです。原始の地球では有機物が集まって生命体となり、酸素のない環境で活動していたと考えられています。その生命体は生きていくために地球に豊富に存在する鉄を利用していたようです。

そのときの地球に豊富に存在していた鉄は、二価《にか》の鉄（Fe^{2+}）であったといわれています。つまり、生き物は鉄を利用するときにはFe^{2+}の形のほうが使いやすいというわけです。

やがて、生命体は進化して、植物が生まれて地球の環境に酸素（O_2）を生み出すことになりました。植物が増えると、地球の酸素量はどんどん増えていきました。しかし、この酸素はほかの物質にちょっかいを出す困り者でもありました。ほかの物質の電子を奪う、つまり相手を〝酸化〟するのです。

当然、Fe^{2+}もそのターゲットになってしまいました。電子を奪われて三価《さんか》の鉄（Fe^{3+}）に変化してしまったのです。植物がつくり出した酸素のせいで、Fe^{3+}が増えてしまったために、ほかの生命体が鉄を利用しにくくなってしまったのです。

現在でも、人間も細菌も体内で利用できるのはFe^{2+}だけです。土のなかには酸化した鉄であるFe^{3+}があるために、植物が内部に取り入れているのはFe^{3+}になります。その植物を食べる草食動物や、枯れた植物を分解するバクテリアは植物のFe^{3+}を何とかしてFe^{2+}に変えて生きていく工夫をしなくてはならなくなったのです。

そこで動物は貴重なFe^{2+}が酸素によって電子が奪われないように、Fe^{2+}をバリアで守ろうと進化したのです。そうして生まれたのが、「ヘム鉄」です。

鉄の摂り方にはコツがある

鉄には へム鉄のほかに、「非へム鉄」と呼ばれるものがあります。鉄などのミネラルは体内では合成されませんから、基本的には食事から取り入れなければなりません。食品に含まれるのはへム鉄、または非へム鉄の２つです。まず、この2種類についてお話ししましょう。

へム鉄はレバー、赤身肉、イワシやカツオなどの肉や魚に含まれています。その特徴のひとつは、胃にやさしい、つまり、胃腸にダメージを与えないことです。これは、ポルフィリン環というたんぱく質に挟み込まれた状態で存在しているからです。そのため、その中心にある鉄はFe^{2+}の形で存在できるのです。

お茶などに含まれるタンニンは鉄の吸収を妨げますが、へム鉄はその影響をほとんど受けません。酸素以外の邪魔者からもFe^{2+}を守ってくれているようです。

一方、非へム鉄はFe^{3+}の形で存在しています。青のりや干しひじきなどの海藻類、きくらげ、ほうれん草などの野菜類などに含まれます。

こちらはヘム鉄とは対照的で、胃腸にダメージを与えることがありますし、タンニンの影響を受けやすいといわれています。なぜなら、電子を奪われたFe^{3+}はほかから電子を奪い返したい、すなわち相手を酸化させたがっているからです。

そして、Fe^{3+}はFe^{2+}に変わるときに活性酸素という別の厄介者をつくってしまいます。ちなみに、貧血治療で病院から処方される鉄剤の服用後に、吐き気や胃の不具合を感じることがあるのは、活性酸素が胃腸の粘膜を攻撃するからです。

野菜などに含まれる非ヘム鉄（Fe^{3+}）は、そのままでは吸収されにくいため、ビタミンCや酵素によってFe^{2+}の形に変えられると吸収されやすくなります。非ヘム鉄を吸収するには手間がかかるのです。

そのためヘム鉄と非ヘム鉄では吸収率が格段に違います。ヘム鉄の吸収率が15〜20％であるのに対して、非ヘム鉄は5％以下しかありません。効率よく鉄分を摂るにはヘム鉄を含む動物性食品がはるかに有効です。

さて、ここでもうひとつお話ししておくべき鉄の話があります。ここまでは食品中に含まれる鉄についてでしたが、次はサプリメントの鉄についてです。

ヘム鉄はポルフィリン環に挟まれているといいましたが、このような形を「キレート鉄」といいます。この「キレート」とは「挟む」という意味です。キレート鉄は生体が利用しやすいFe^{2+}の形の鉄を、あるもので挟んでいるため体にやさしい鉄といえます。このためキレート鉄はサプリメントとして大変に有用なものになります。

今現在でキレート鉄のサプリメントは2種類あって、ひとつは〝天然物〟のヘム鉄のサプリメント、もうひとつはアミノ酸と結合させた〝人工物〟のアミノ酸キレート鉄です。

皆さんもヘム鉄のサプリメントがあることはご存じだと思います。ヘム鉄は動物の肉や血液に含まれているので、特殊な方法で取り出すことができます。それをパウダー状にしたものがヘム鉄のサプリメントです。しかし、取り出すにはたくさんの材料と手間暇がかかるため、ヘム鉄のサプリメントは高価になります。

アミノ酸キレート鉄のメリットをあげれば、胃や腸にダメージを与えない、便秘になりにくい、鉄ではなくアミノ酸として吸収されるので吸収率がいい、ヘム鉄のサプリメントに比べて安価……といったことがあげられます。

しかし、メリットのひとつである吸収率のよさに、実は軽視できない問題が潜んでいます。鉄の過剰摂取につながりやすいのです。

ヒトの腸の粘膜には、ヘム鉄専用の入り口がありますが、アミノ酸でキレートされた鉄は、〝鉄〟としてではなく、〝アミノ酸〟として、本来は鉄が入れないはずの入り口から体内に入ってしまうのです。ヒトにとってアミノ酸はもっとも重要な栄養素ですから、吸収が大変いいのです。結果的に鉄の過剰摂取となり、腸に炎症が起きたり、体内で利用できない鉄が増えすぎてしまうというデメリットがあります。

以上のようなことから、鉄を安全に摂取するには、日頃から鉄を多く含む動物性食品を食事に積極的に取り入れ、そのうえで不足分をヘム鉄のサプリメントで補うのがおすすめです。どんなサプリメントを選ぶかは、ＳＮＳ等の情報だけではなく、栄養療法の専門家と相談するのがベストでしょう。

ビタミンC

ビタミンＣには美容や健康にいいというイメージがあります。もちろん、それは間違いではありませんが、栄養整形医学の分野でも、ビタミンＣは注目すべき栄養素なのです。

その理由はもうおわかりですよね。そう、整形外科のトラブルに大きくかかわっている骨や腱はコラーゲン線維でつくられており、そのコラーゲンの原料はたんぱく質、鉄、そしてビタミンCだからです。

多くの哺乳類は、ブドウ糖を使ってビタミンCを体内で合成することができます。例外的につくれないのが人間とモルモットです。合成に必要な酵素がないからですが、いずれにしても、食品から摂取する以外にないのです。

ビタミンCが豊富な食べ物として、果物があります。みかんなどの柑橘類はビタミンCのすぐれた供給源です。甘い果物の摂りすぎは糖化を招くため厳禁ですが、果物からビタミンCを効率よく摂るためにはちょっとしたコツがあります。

みかんやグレープフルーツなどの柑橘類をどのようにして食べていますか。きちんと皮をむいて食べているでしょうか。

今はコンビニやスーパーに、すでに皮をむいてカットしたフルーツがたくさん並んでいます。高齢者に限らず、それを利用している人は多いのではないでしょうか。毎日食べている果物がカットフルーツだとしたら、ビタミンCの摂取という点ではあまり効果が期待できないかもしれません。

ビタミンCは空気に触れると酸化して、どんどん効果が失われていきます。カットフルーツに加工する段階でそんな変化が起きているのです。同じ果物でもむきたてのものとカットされたものでは、ビタミンCの有効性は格段に違うといっていいでしょう。

ブロッコリー、ほうれん草、ピーマンなどの緑黄色野菜も、ビタミンCを多く含む食品です。しかし、これも採れたて野菜と冷蔵庫で保存したものとでは、やはり有効性は違ってきます。

果物や緑黄色野菜を食べているから、ビタミンCの摂取は大丈夫、と考えるのは安易に過ぎます。食べ方によっては常食しても不足することがあります。

また、ビタミンCは水溶性ですから、尿と一緒に排泄《はいせつ》されます。摂取後2時間程度で尿中への排泄が起こるとされています。

しかも、体内でさまざまなことに使われます。例えば活性酸素の消去、コラーゲン、ノルアドレナリン、胆汁酸などの合成促進、メラニン産生の抑制……。使われたら減るのは必然です。

サプリメントでビタミンCをとっても、3時間後にはその血中濃度は大幅に下がっている、という結果も報告されています。たくさん摂っているようで、実はあまり摂れていないのがビタミンCといえるかもしれません。

ビタミンCが骨折に効く！

第2章で知人のドクターが骨折した際、高濃度ビタミンCの点滴で驚異的に回復したという症例を紹介しました。繰り返しになりますが、ビタミンCは骨折治療を劇的に変える可能性がある、と私は考えています。

クリニックのスタッフのお子さんのケースも、その可能性を示しています。お子さんが骨折したと聞き、私はスタッフにビタミンCと鉄をサプリメントで摂るようアドバイスしました。

すると、3週間目で目ざましい回復が見られました。通常の骨折治療よりはるかに早く、骨がくっついたのです。

「ビタミンCは骨折を早く治せるのでは？」そう思った私は実際の患者さんに提案しました。その患者さんは70歳の女性で、左足の骨が3本骨折していました。しかも3週間後には海外旅行を控えていました。

「骨折が早く治る可能性がある治療がありますが、保険治療はできません。自費になりますが、どうしますか」

患者さんはビタミンC点滴を希望しました。週2回を3週間、経口ではまず摂れない量を点滴します。結果は驚きでした。なんと骨がついて、旅行にも行けたのです。

高齢者に多いのが手首の骨折です。治療としてはギプスで固定するわけですが、私は4週間でギプスを半分に切ったギプスシャーレというものに替え、お風呂で動かすようにアドバイスします。

あわせて必ず食事内容を聞き、鶏肉や豚肉よりも鉄を多く含んでいる赤身の牛肉とレバーを食べるようにしてもらっています。その際、必要と判断すれば、ビタミンCのサプリメントをすすめることもあります。しかしこれからは、ビタミンC点滴もおすすめしていこうと思います。

骨に必要な栄養素＝カルシウムと思われがちですが、栄養整形医学に携わる医師としては、今後はビタミンCもぜひ積極的に取り入れてほしいと思います。

ストレスで消費されてしまうビタミンC

ＩＴが進化し、あらゆる情報が飛び交い、ＳＮＳが広く普及し、時間の流れが速い……ということの時代には、誰もがストレスにさらされています。そのマネジメントは必須ですが、私たちの体にはストレスへの〝対応システム〟が組み込まれています。

ストレスを感じると、副腎《ふくじん》からそれに対抗するホルモンが分泌されるのです。そのホルモンをつくるのに欠かせないのがビタミンＣです。ストレスが高じれば高じるほど、長く続けば続くほど、対抗ホルモンが必要になりますから、それだけビタミンＣも消費されるわけです。

また、喫煙、過激な運動、紫外線、飲酒などによって、体内の活性酸素が増えます。活性酸素は細胞を酸化させ、老化を促進します。前述したようにビタミンＣは、抗酸化作用によって活性酸素を消去します。

喫煙や飲酒の頻度が多い、日常的にハードな運動をしている、紫外線に長時間さらされている、といった人は、発生する活性酸素も多く、その分ビタミンＣも使われることになります。

タバコについていえば、1本吸うことで失われるビタミンCは25㎎といわれたり、レモン半箇分といわれたりしています。もっとも、これにはまったく違う見解もあって、1本で500㎎ものビタミンCが失われるとする説もあるようです。

高齢者が一番ストレスを感じているのは健康上の問題だそうです。もし、歩けないということにでもなったら、ストレスは跳ね上がるでしょう。

また、高齢者のなかにはどうしてもタバコがやめられない人もいるはずです。

そんなストレス、喫煙状況に思い当たるフシがある人は、とくに意識してビタミンCを摂る必要があるといえます。

ビタミンD

最近注目を集めているのがビタミンDです。これは天然のステロイドホルモンともいうべきもので、体内に蓄えておけば、必要なときにステロイドとして働いてくれます。天然ですから安全性の高いステロイドです。

栄養整形医学的に見たビタミンDのメリットとして、第一にあげられるのが、腸からのカルシウム吸収をよくしてくれるということでしょう。カルシウムは、どちらかといえば吸収しにくい栄養素です。ですから、ビタミンDのサポートは不可欠といえます。

カルシウムの吸収を高めることは、骨を強くすることにも直結しますが、そもそも日本人にはビタミンDが不足しています。患者さんの血液検査をしても、足りている人はまずいないといっていいでしょう。

外国では国策としてビタミンDを食品に強化している国もあるのですが、日本では残念ながらまだあまりなされていないようです。食事の改善がベースになるのはもちろんですが、サプリメントを使ってでも補ってほしい栄養素の代表格です。

ビタミンDが転倒リスクを下げる

高齢者には転倒による骨折が多く見られます。ビタミンDにはその転倒のリスクを下げる効果もあることが、最近の研究でわかってきました。

アメリカでは整形外科が細分化されていて、車椅子の人のための整形外科があるのですが、そうした施設の調査によると、ビタミンDの血中濃度（D濃度）が高い人のほうが、車椅子からベッドに移る際などに転倒する可能性が低いという結果が報告されています。

また、歩くのに杖を必要とする人のためのクリニックなどもあって、そこでも転倒リスクの調査がおこなわれており、やはり、D濃度の高い人はリスクが低いという、同様の報告がなされています。

さらに、転倒予防のクリニックでは、400人の患者さんを対象に調査がおこなわれています。ここでもD濃度が高ければ高いほど転倒リスクが低く、D濃度が下がれば下がるほどリスクは高まるという結果となっています。

こうした結果は、「ビタミンD濃度が高い＝カルシウムの吸収がいい＝骨が強い（筋肉にもいい）」ということによるものだと思われますが、ビタミンDが転倒リスクを下げる要因として、もうひとつ考えられることがあります。

私たちの耳の奥（内耳《ないじ》）には「耳石《じせき》」と呼ばれる器官があります。耳石は骨と同じ炭酸カルシウムでできていて、平衡感覚にかかわっていますが、ビタミンDが不足していて、カルシウムの吸収がよくないと、耳石が少なくなってしまうのです。

その結果、平衡感覚に狂いが生じて、転倒にもつながるわけです。D濃度が高い人は、カルシウムの吸収もよく、耳石も正常な状態に保たれ、平衡感覚も正しく働くため、転倒リスクが下がると考えられます。

全身の健康に関係しているビタミンD

ビタミンDは「タイトジャンクション（密着結合）」という細胞同士をつなぐ仕組みでも、重要な役割を担っています。

例えば、腸の粘膜上皮細胞は隣り合う細胞の細胞膜がたんぱく質の継ぎ手のようなもので、連続的につながれています。これがタイトジャンクションです。この仕組みによって細胞と細胞の隙間を狭め、余計な物質が入り込まないようにしているのです。異物の侵入を制御するバリアです。

継ぎ手になっているのは、カドヘリンというたんぱく質ですが、それをつくるために必要なのがビタミンDです。ビタミンDは細胞の核のなかにある受容体と結びつき、カドヘリンをつくります。Dが不足してタイトジャンクションがしっかり形成されず、結合がゆるくなってしまうと、細菌などの異物やアレルギーのもとになる物質の侵入を許すことに

ビタミンDが細胞同士の結合を強くする

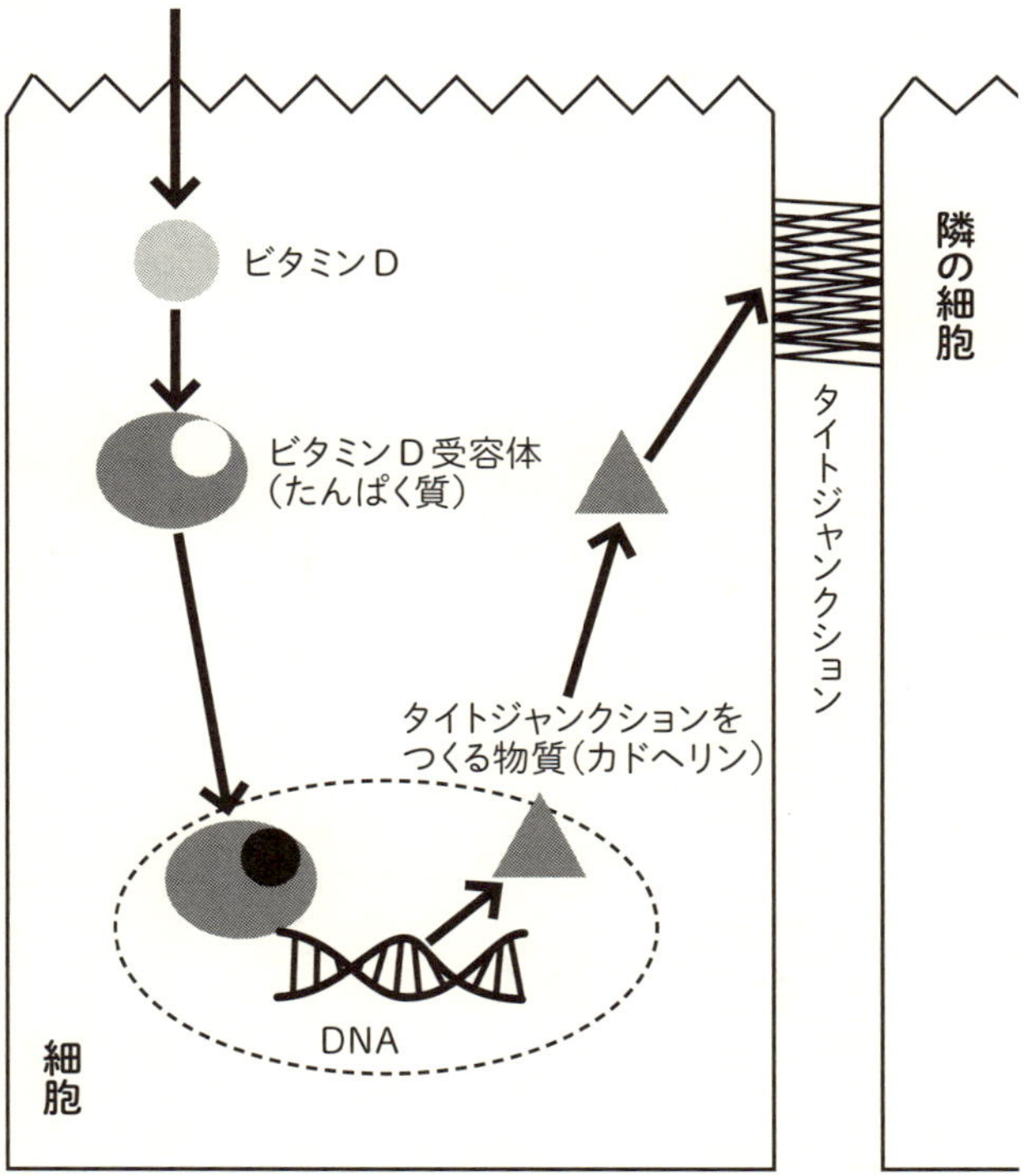

ビタミンDはDNAに働きかけて、隣り合う細胞との密着を強める「カドヘリン」の合成を促している

なります。この状態がよく〝腸漏れ〟とも表現されるリーキーガット症候群の状態です。

体にはビタミンDの核内受容体がたくさんあります。つまり、それだけ必要とされている栄養素だということです。とくに数多くあるのは内分泌系、消化器系、骨、腎臓、皮膚、女性では子宮内膜、卵巣などです。

私自身がビタミンDの効果を強く実感しているのは、花粉症に対する効果です。ここ2年は花粉症の時期でもマスクはしなくなりました。ビタミンDは粘膜を丈夫にしてくれる効果があるため、花粉がたくさん飛んでいてもバリアが効いているのだと思います。その経験から、花粉症で悩んでいるクリニックの患者さんにビタミンDのサプリメントを紹介したところ、症状が大変ラクになったと次のように話してくれました。

「正直なところ私はサプリメントなんか効果はないと思っていました。先生がすすめるのなら飲んでみようと試してみたのですが、会社でマスクをしていないのは私だけでした。ウソみたいにラクになりました。本当にありがとうございます」

ビタミンDは食事からの摂取のほか、体内でもつくられます。日光に当たると、紫外線が皮膚のコレステロールを変化させて、ビタミンDがつくられるのです。ただし、室内にいてガラス越しに太陽を浴びてもつくられませんから、1日30分程度は直射日光に当たるようにしましょう。

食品でビタミンDを含んでいるのは干しシイタケです。ただし、天日干しされたものに限られます。乾燥機を用いてつくられた干しシイタケには、ビタミンDはそれほど含まれていません。

魚では、内臓に多く含まれています。しかし、内臓も食べられるように魚を調理するのは面倒かもしれません。そこで私がすすめているのは、ぶつ切りにしたサンマやサバを水煮にした缶詰です。それらは内臓まで食べられます。

また、あん肝（あんこうの肝）なども内臓そのものですから、積極的に食べるといいでしょう。

なお、ビタミンDにはD_2とD_3という種類があって、植物由来がD_2、動物由来（魚）がD_3です。人間も動物ですから、動物由来のD_3のほうが体に吸収されやすく、おすすめです。

ビタミンB群

ビタミンB群は「代謝ビタミン」と呼ばれることからもわかるように、食べたものをエネルギーに変える（代謝する）うえで不可欠な栄養素です。例えば、ビタミンB_1は糖質の代謝にかかわっていますし、B_2は脂質の代謝に、B_6はアミノ酸（たんぱく質）の代謝に、それぞれかかわっています。

ビタミンB_1が不足すると、糖質（ブドウ糖）の代謝がうまくおこなわれなくなり、いわば不完全燃焼を起こして、乳酸として蓄積されることになります。これが疲労や筋肉痛、肩こりなどの原因となるのです。

B_2は糖質の代謝に使われ、過酸化脂質ができるのを防ぎます。老化を進めるのがこの過酸化脂質。ですから、整形外科のトラブルにつながる老化を防止するためにも、十分なB_2の摂取が必要です。

ビタミンB_3（ナイアシン）は炎症の沈静化に働き、カーフマン（米国）によると、変形性関節症の炎症軽減、関節の可動域の改善が報告されています。

食事で摂ったたんぱく質は、いったんアミノ酸に分解されて吸収され、体内で必要な形に再合成されます。その際に必要なのがB_6です。筋肉にも骨にも重要なのがたんぱく質ですから、B_6が不足すれば、再合成がうまくおこなわれないことにもなります。

また、B_{12}は葉酸と連携して赤血球が新しくつくられるときに、そのサポート役として働きます。B_{12}、葉酸の不足はその過程で不具合を生じさせることになり、貧血の原因になります。貧血が整形外科のトラブルを引き起こすことは、すでにお話しした通りです。

以下にビタミンB群を多く含む食品をあげておきましょう。

■ビタミンB_1……豚肉、ウナギ、ナッツ類

■ビタミンB_2……レバー（豚、鶏、牛）、ウナギ

■ビタミンB_3（ナイアシン）……カツオ、イワシ、レバー（豚、鶏、牛）

■ビタミンB_6……牛レバー、カツオ、サンマ

■ビタミンB_{12}……レバー（牛、鶏）、牡蠣《かき》、サンマ、ニシン、アサリ

■葉酸……枝豆、ほうれん草、菜の花、からし菜

ビタミンB群の効果は連係プレーによって、十分に発揮されますから、単体ではなく、複合体で摂るのがいいといえます。その意味でも、B群もたんぱく質も鉄も豊富な牛の赤身肉やレバーがおすすめです。

ちなみに、B群不足になると、においに敏感になります。牛肉はにおいがきつくて食べられない、という高齢者がいますが、B群不足が起きていると考えられます。実際、B群の摂取に努めてB群不足が解消されると、赤身肉も食べられるようになる、というケースが少なくないのです。

ただし、高齢者は肉を大量に食べるのは難しいでしょう。そのため食事だけではB群が不足しがちです。安価のものでもかまいませんから、医療用のサプリメントを利用して補っていくのがいいと思います。

ビタミンB群が「糖化」を防ぐ

血液中に存在するアミノ酸の一種に「ホモシステイン」というものがあります。これは悪玉アミノ酸で、その血中濃度が上がると、コラーゲンの質が低下します。

増えたホモシステインが酸化すると、ＡＧＥｓ（糖化最終産物）がつくられやすくなります。コラーゲンの質を低下させるのがこのＡＧＥｓです。骨の鉄筋部分を構成しているのはコラーゲンですから、それがＡＧＥｓによって糖化して質が低下し、しなやかさや強さを失えば、骨粗鬆症などのリスクも高まります。

ホモシステインの血中濃度を下げる働きをするのが、葉酸、ビタミンB6、B12です。

ビタミンB6には、ＡＧＥｓの一種であるペントシジンを減らす効果もあります。ペントシジンもコラーゲンの質を下げて、悪玉架橋をつくり骨質を劣化させるのです。B6をしっかり摂ってペントシジンを減らすことで、骨の糖化にも歯止めがかかることになります。

カルシウム

この本でとくに強調したいことのひとつは、骨を強くする栄養素はカルシウムだけではないということです。

これは極めて重要なことですから、もう一度おさらいをしておくことにしましょう。

骨は鉄筋コンクリート構造です。カルシウムはそのコンクリート部分。鉄筋部分はコラーゲンです。コラーゲンは「たんぱく質」「鉄」「ビタミンC」でできています。

骨の強さを決めるのは「骨量」と「骨質」です。骨量は骨に含まれるカルシウムの量といっていいでしょう。一方、骨質は鉄筋部分であるコラーゲンの質のこと。そのコラーゲンは架橋でつながれた構造になっています。

コラーゲンは糖化しやすいという話もすでにしましたが、コラーゲンが糖化して脆くなっているということは、鉄筋に問題が起きているということですから、鉄筋コンクリート自体が壊れやすくなっている、つまり、骨が折れやすくなっている、ということにほかなりません。

もちろん、カルシウムを摂ることは大事ですが、同時に丈夫なコラーゲンをつくるための栄養も取り入れなければ、骨を強くすることにはつながりません。そのことを頭に入れてください。

カルシウム不足なのにカルシウムがたまる「石灰化」

体内のカルシウムはすべて骨にあるわけではありません。99％が骨や歯に、残りの1％

が血液中や細胞内に存在しています。重要なのはこの血液中のカルシウム濃度です。

体には血液中のカルシウム濃度を一定に保つメカニズムが備わっています。カルシウムの摂取が不足すると、血液中のカルシウム濃度が低下します。すると、ホルモンが分泌され、骨からカルシウムが取り出されて、濃度を一定に保とうとするのです。

これは不可欠のメカニズムですが、カルシウム不足が慢性化すると、厄介なことになります。常にこのメカニズムが働き、骨から過剰にカルシウムが溶け出すことになってしまうのです。そして、余分なカルシウムは体のさまざまな部分にたまります。第2章でお話しした「石灰化」もそのひとつです。

このように、カルシウムの摂取不足によって、逆に組織内にカルシウムが増えてしまう現象を「カルシウム・パラドックス」と呼びます。パラドックスは「逆説」の意味です。

カルシウム・パラドックスによって、骨からカルシウムが出ていってしまえば、当然、骨は強度を失い、骨粗鬆症などの問題が起きてきます。

一方、組織内にたまったカルシウムは、本来あってはならない場所に蓄積してしまっています。それが関節なら四十肩や五十肩を招き、血管であれば動脈硬化などの原因になります。

カルシウム・パラドックスが起こらないようにするには、カルシウム摂取不足を解消することです。いろいろな方法がありますが、私がおすすめしたいのは、キビナゴ、カタクチイワシ、シシャモ、サクラエビなど、骨ごと食べられる小魚からの摂取です。魚の缶詰も骨ごと食べられるのでおすすめの食品です。

ヨーグルトの摂り方、選び方

「朝食で必ずヨーグルトを食べています。ヨーグルトは健康食ですよね。カルシウムも摂れるし……」

クリニックに来られた方に食事内容を聞くと、よくこんな答えが返ってきます。

健康に対する意識は大変に高いのです。その思いに水を差すようで心苦しいのですが、ヨーグルトなど牛乳からつくられる乳製品は、少し注意が必要です。

問題なのは乳製品に含まれる「カゼイン」というたんぱく質。このたんぱく質の特徴は分解されにくいこと。つまり、十分に分解されない未消化の状態で腸に入ってしまい、小麦製品の話で出てきた「グルテン」と同じように、腸の粘膜を傷つけたり、炎症を起こしたりするのです。

乳製品のカルシウムは吸収されやすいのですが、腸の環境が悪くなったら、うまく吸収されません。もちろん、ほかの栄養素も同様です。総じて栄養の吸収が悪くなるといっていいでしょう。

カルシウムの吸収がいい半面、腸内環境を悪化させる乳製品は、いわば「諸刃《もろは》の剣」だといえます。

とはいえ、高齢者にはヨーグルトが大好きだという人が多いこともたしかです。食べるのであれば、糖化を促すはちみつやジャムなどの甘味を加えず、せめてプレーンで摂りましょう。

また、食べるとおなかが痛くなったり、下痢をしたりするということがあれば、それは食べているヨーグルトがおなかに合っていないと考えられます。ヨーグルトは種類がたくさんあり、使われている菌も異なっているのですから、自分のおなかに合わないものはやめて、腸の調子が悪くならないもの、自分の腸に合ったものを探してみてください。

ビタミンK

先に触れた石灰化について、少しつけ加えておきたいことがあります。薬の影響で石灰化が起きるケースがあるのです。

血液が固まるのを抑えて、血栓ができるのを防ぐ作用などを持つ「ワーファリン」という薬があります。これを服用していると、石灰化が起こりやすくなります。

といっても、薬自体が石灰化を起こすわけではありません。薬を服用するうえでの注意のひとつに「納豆を食べないでください」というものがあるのですが、実はそれが問題なのです。

納豆が禁止されるのは、納豆に含まれているビタミンKが薬の作用を弱めてしまうからです。しかしビタミンKには石灰化を防ぐ働きがあるのです。ワーファリンの服用中はビタミンKを含む食品を控えなければならないため、体はビタミンK不足となり、石灰化を招くということです。血液はサラサラになるけれども、血管は動脈硬化になるというわけです。

私の患者さんにもこの薬を10年以上飲んでいる人がいます。私は整形外科医ですから、腰痛で通院しているこの患者さんのレントゲン検査を10年間にわたり撮影しています。栄養療法を学んでからは、腰の骨だけに着目するのではなく、腰椎の前方を走っている腹部大動脈の石灰化にも注目するようになりました。ある日レントゲンを撮って、10年前のものと比べてみました。やはり、腹部大動脈の石灰化が進んでいました。さらに詳しく見てみると、腎動脈にも石灰化が見られ、そのことによって腎臓にいく血流が低下していたのです。

患者さんは腎機能が落ちていたのですが、それは単に加齢によるものではなく、血流低下が原因になっているのではないか、と私は見ています。

骨にとって重要なビタミンK

ビタミンKは骨にもかかわっています。骨を形成する骨芽《こつが》細胞がつくるオステオカルシンという物質を活性化し、カルシウムを骨に沈着させて、骨の形成を促し、骨密度を高める働きをするのです。

石灰化を防ぎ、骨を丈夫にするビタミンKの不足は、整形外科的にはできれば避けたいところです。私は、可能であればその患者さんに主治医と相談してもらい、ビタミンKを摂ってもいい薬、つまり、納豆などが食べられる薬に変更してもらうようお伝えしています。

ワーファリンだけではなく、薬のなかには特定の食品を控えるよう指示されるものがいくつかあります。それで必要な栄養が摂取できなければ、栄養不足にもつながっていきます。

まず食事を整え、足りない栄養をサプリメントで補っていくという栄養療法を実践していくためには、そうした一部の薬の服用についても考えていく必要があります。

マグネシウム

マグネシウムは先に述べたカルシウムと兄弟関係にある栄養素です。2つは「ブラザー・イオン」と呼ばれ、お互いにサポートし合う働きをしています。どちらが不足しても、十分にそのサポート機能を果たすことができません。

マグネシウムは骨の形成にもかかわっています。カルシウムとの連携で骨に弾力を与え、丈夫でしなやかな骨をつくります。

体内には約25gのマグネシウムがあるとされますが、その半分ほどは骨に、残りの約半分は筋肉、脳、肝臓などに存在します。

極めて重要なミネラルであるマグネシウムですが、現代人にはマグネシウム不足が顕著に見られます。カルシウム不足は声高に指摘されるのに対して、マグネシウム不足についてて触れられることはほとんどありません。栄養整形外科医としては、マグネシウムの重要性についても、もっと認知されることを願っています。

ストレスもマグネシウムが不足する一因となっています。現代は複雑で重層的なストレス社会です。ストレスがない人はまずいませんが、高いストレスを感じていると、マグネシウムは尿から排泄されてしまうのです。

ストレスが高まって交感神経が刺激されると、尿細管でのマグネシウムの再吸収が抑えられ、尿と一緒に体外に出てしまう。整形外科のトラブルによる痛みも、当然ストレスになりますから、排泄されるマグネシウムの量は増えているはずです。

また、アルコールの過剰摂取や、白米や白砂糖、小麦粉などの精製食品中心の食事も、マグネシウムが不足する原因となっています。

前にカルシウム濃度が重要であることはお話ししましたが、その濃度調節をしているのがマグネシウムです。カルシウムが過剰になるのを抑制する働きをしているのです。そのため、マグネシウムは「天然のカルシウム拮抗剤」とも呼ばれています。

筋肉についていえば、筋肉を縮めるのがカルシウム、ゆるめるのがマグネシウムです。ですから、マグネシウムが不足すると、こむら返り、肉離れといった筋肉のトラブルが発生しやすくなります。

カルシウムとマグネシウムはセットで摂る

カルシウムとマグネシウムは「2対1」の比率で摂るのがいいといわれています。しかし、この常識には栄養療法の立場から疑問を呈したいと思います。その根拠は、カルシウムとマグネシウムは同じ比率で排泄される、というところにあります。

カルシウム2、マグネシウム1の割合で摂取して、排泄比率が同じであれば、必然的にマグネシウムは不足することになります。カルシウムとマグネシウムは「1対1」の比率で摂る。それが「新常識」です。

マグネシウムはあおさ（素干し）などの海藻類、干しエビ、大豆、ナッツ類などにたくさん含まれています。ナッツでは皮の部分に豊富ですから、皮ごと食べるようにしましょう。

ただし、高齢者の場合、歯が悪くて食べられないということもあると思います。そんなときは大豆製品である豆腐やおからを摂りましょう。私がすすめているのはにがりです。にがりは海水から塩をつくる際にできる液体で、マグネシウムをはじめ、ミネラルを豊富に含んでいます。

天然のマグネシウムであるにがりを、朝晩、コップの水に5～10滴垂らして飲むのもいいので、患者さんにおすすめしています。お風呂上がりなどに飲めば、筋肉がほぐれてぐっすり眠れ、足がつったりすることもなくなるかもしれません。

もうひとつ意識してほしいのが塩です。いわゆる食塩（塩化ナトリウム）を使っている人が多いと思いますが、それを「海の天然塩（海水を乾燥させたもの）」に替えるのです。

塩分（ナトリウム）が血圧を上げることは知られていますが、食塩はそのナトリウムのかたまりです。血圧が高くなりがちな高齢者はとくに控えるべきです。

一方、理想的なミネラルバランスだといわれる海水からつくられる海の天然塩は、そのバランスを引き継いでいます。塩はさまざまな料理に使われる、使用頻度の高い調味料ですから、それをマグネシウム（ミネラル）のとれるものに変えることの効果は、けっして小さくはないはずです。夏の暑い時期には、私は海の塩を水で溶かしてミネラル補給をします。熱中症予防に有効です。

オメガ3系脂肪酸（EPA）

栄養整形医学では、どのような油（脂質）を摂るかということを、とても重要視しています。なぜなら、油は炎症と深くかかわっているからです。

痛みや腫れというのは、体内で炎症が起きていることを意味しています。一時的な炎症は体にとって必要な治癒のプロセスではあるのですが、これが慢性化している「慢性炎症」は体にとって決していいことではありません。慢性炎症の状態の代表といえば、関節リウマチ、歯周病、がんです。

炎症と油について説明する前に、まずは油について解説しましょう。

脂質、いわゆる脂肪の主成分は脂肪酸で、体のなかには20種類ほどの脂肪酸があります。脂肪酸は飽和脂肪酸と不飽和脂肪酸に分けられます。飽和脂肪酸はその化学構造上に炭素の二重結合を持たない脂で、常温では固体になります。バターやラードが代表的です。ココナッツオイルも飽和脂肪酸ですが、これは融点が低いため温度が24度を超えると液体になります。

一方、不飽和脂肪酸にはその化学構造上に炭素の二重結合を含み、常温で液体になります。オメガ3系、オメガ6系、オメガ9系があります。それぞれの代表的なものは以下の通りです。

■オメガ3系……α-リノレン酸、DHA（ドコサヘキサエン酸）、EPA（エイコサペンタエン酸）→シソ油、フラックスオイル（亜麻仁《あまに》油）、青魚の脂

■オメガ6系……リノール酸、アラキドン酸→コーン油、ベニバナ油、大豆油　γ《ガンマ》リノレン酸→月見草油、ボラージ油

■オメガ9系……オレイン酸→オリーブオイル、キャノーラ油

現代の食生活はオメガ6系のうち、リノール酸、アラキドン酸の摂取が多く、オメガ3系は少ないのが特徴といっていいでしょう。体内の脂肪酸でいえば、例えば、EPA（オメガ3系）とアラキドン酸（オメガ6系）の比率は1対1が理想ですが、現代人はアラキドン酸過多に大きく傾いています。

このEPAには、炎症を抑える作用があります。EPAが少なくなれば、炎症を起こしやすかったり、治まりにくくなってしまいます。それが長引く痛みや、ケガの治りにくさにつながります。意識してEPA、DHA（これにも抗炎症作用があります）をはじめとして、オメガ3系の脂肪酸を摂るようにし、オメガ6系のうち、炎症を助長してしまうリノール酸、アラキドン酸は減らし、抗炎症作用のあるγリノレン酸の摂取を増やしていく。食事のなかでそんな工夫が必要です。

エネルギーという面からも、脂質は重要な役割を担っています。エネルギー源としては糖質で1g当たり4kcal、たんぱく質も同じ1g当たり4kcalです。

ところが、脂質は1g当たり9kcalのエネルギーを生み出すのです。ですから、脂質をうまくエネルギー源として使えば、エネルギーの産出効率がよくなるのです。

もっぱら糖質をエネルギー源にしている人は、極端な糖質制限をすると、ほかにエネルギー源を求めることになります。その標的になるのがたんぱく質です。たんぱく質をたくさんとっても、糖質の代わりにエネルギー源として必要以上に使われてしまう。体内のたんぱく質が増えないわけです。

たんぱく質を増やすには、脂質をうまく使うことです。糖質を減らした分、脂質を摂るようにするのです。脂質がエネルギー源として使われれば、たんぱく質は体をつくる材料として利用されていきます。脂質を摂る工夫はいろいろあります。例えば、生野菜にバターでソテーしたエノキをドレッシング代わりにかける。高齢者にはノンオイルのドレッシングをよかれと思って使っている人がいると思いますが、それをやめてオイルの入ったものに替える。油なしで調理できるテフロン加工のフライパンではなく、普通のフライパンでオリーブオイルなどを使って調理する……などです。

体脂肪が気になる方におすすめなのが、ココナッツオイルです。ココナッツオイルはエネルギー効率のよいケトン体をつくりやすく、しかも体脂肪を増やしません。ケトン体は脳機能を改善する働きもあるため、認知機能低下が気になる方にも積極的に摂ってほしい脂質です。

糖質制限をするなら脂質の摂取を増やしていく。この2つはセットで考えましょう。

慢性の痛みは「油」とかかわっている

前にも述べたように、腰や関節などの痛みがなかなかとれないというケースでは、どこかに炎症が起きている可能性があります。とくに高齢者に多いのは口腔《こうくう》環境です。例えば、虫歯や歯周病があったり、入れ歯が合わないために慢性的に炎症が起きていたりするわけです。

食生活を変えても思うように痛みがとれない場合、炎症が改善の邪魔をしていることが考えられます。通常は痛み止めで対処しますが、私はそれと並行してＥＰＡを出すことがあります。なぜなら、ＥＰＡには炎症を抑える作用があるからです。また、痛み止めは胃腸を荒らしますが、ＥＰＡは魚の脂ですからその心配はありません。その点を考えれば、ＥＰＡをもっと活用するべきだと思いますし、栄養療法としても理にかなっています。

痛み止めのメリットは即効性でしょう。しかし、ＥＰＡも2週間程度連続して摂れば、細胞膜に取り込まれるといわれています。その結果として、炎症をとる効果があらわれてくるのです。

ちなみに、ＥＰＡには血液をサラサラにする効果があることが知られていますが、これは赤血球の細胞膜にＥＰＡが取り込まれることで、細胞膜の柔軟性、しなやかさが増すためです。そうすると赤血球が細かい毛細血管をラクに通り抜けられるということになります。赤血球の質がよくなるといってもいいでしょう。

一方、油で避けなければいけないのが「トランス脂肪酸」です。トランス脂肪酸はマーガリン、お菓子やパンに使われるショートニング、ファットスプレッドなどに多く含まれています。市販の冷凍食品の揚げ物の多くもトランス脂肪酸〝食品〟です。

トランス脂肪酸は老化を進め（骨や筋肉の老化は整形外科的なトラブルの引き金）、がんや心臓病のリスクを高めるとされています。規制の動きも世界各国で見られ、アメリカでは２０１８年６月から、食品への添加を原則禁止しました。

そんななかで、日本は表示さえされていないのが実情。トランス脂肪酸の使用が疑われる食品に対しては〝自衛〟するしかありません。

パンにマーガリンを塗る、コーヒーにコーヒーフレッシュを入れる、冷凍食品の揚げ物をよく使う……そんな食生活を送っている高齢者は少なくないのではないでしょうか。すぐに改めましょう。

骨と筋肉をつくる食事ガイド	
◎特におすすめ	**たんぱく質** 肉（特に赤身の肉）／魚（小型～中型魚）／魚の水煮缶／卵（鶏やうずら）／豆腐／豆乳／納豆 **脂質** 亜麻仁油／エゴマ油／魚油／ナッツ類／ココナッツオイル **食物繊維** 野菜（糖質の少ないもの）／きのこ類／海藻類／海苔／こんにゃく **消化酵素** キャベツ／青パパイヤ／大根おろし／ショウガ
○おすすめ	**たんぱく質** 魚介類／チーズ／煮干し **脂質** バター／ラード／オリーブオイル **糖質** ご飯（1食茶碗に1/3程度）／果物（糖質の少ないものを朝食のみ）／天然甘味料（羅漢果など血糖値を急激に上げないもの）
△摂りすぎ注意	**たんぱく質** 魚（マグロなどの大型魚）／加工肉（ハム、ソーセージなど） **脂質** ゴマ油／菜種油／ベニバナ油 **糖質** 果物（バナナ、リンゴなど糖質の多いもの）／野菜（カボチャ、ニンジン、トウモロコシ、ジャガイモ、サツマイモ、里芋、山芋など糖質の多いもの）／小麦製品（パンやクッキーなど）／麺類（パスタ、うどん、そうめんなど）／ハチミツ／オリゴ糖／砂糖、砂糖を含むお菓子 **乳製品** 牛乳／無糖ヨーグルト **嗜好品** カフェインを含むもの（コーヒー、紅茶、緑茶など）／お酒
×摂らない	**脂質** トランス脂肪酸（マーガリン、ショートニングなど） **糖質** 飲むヨーグルト／果物ジュース／野菜ジュース／スポーツドリンク

生活習慣病がある人へのアドバイス

高齢者には生活習慣病を抱えている人が少なくありません。生活習慣病も整形外科的なトラブルにつながりやすいといえます。

しかも、生活習慣病の対策が裏目に出ているケースもあるのです。栄養整形医学の視点で見直してみる必要があります。

■糖尿病

生活習慣病の典型が糖尿病です。糖尿病は糖化の極みですから、骨が脆くなり、筋肉量も筋力も減って、整形外科のトラブルに見舞われやすいのです。痛みやしびれも強くなります。

血糖値が高くなると糖毒性が上がり、糖化によりコラーゲンが変性し、毛細血管が機能しなくなってしまいます。その結果、栄養不足になった神経を包んでいる鞘《さや》が壊されていきます。つまり、神経が剥き出しの状態になるわけです。これが痛みやしびれが強くなる原因です。

その〝対策〟にも疑問があります。糖尿病では食事指導（と運動）が対策の基本ですが、食事指導ではカロリーに重きが置かれます。つまり、カロリーを減らす指導がおこなわれるわけです。

カロリーを制限されればおなかがすきます。そこで、カロリーの低い糖質をたくさん食べることになってしまう。さらに、たんぱく質と脂質も減らされますから、筋肉も落ちていきます。

糖尿病の食事で大事なのは、糖質を制限してたんぱく質を摂ることです。私もそうアドバイスしていますが、その食べ方に変えると、ヘモグロビンA1c（糖化ヘモグロビン）の数値も下がり、改善が見られます。

しかし、糖質制限には注意が必要です。すでに治療薬の内服やインスリンの自己注射をしている方です。このような方は、低血糖になりやすいため、必ず医師の指導のもとで糖質制限をおこなう必要があります。

■肥満

肥満があれば、当然、腰や膝に大きな負担がかかります。

体形自体が整形外科的なトラブルと背中合わせといってもいいくらい、肥満解消は重要なテーマです。しかし、こちらもカロリー制限一辺倒で、有効なやせ方は指導されないのが実情です。

私は患者さんに直接、「やせてください」「やせましょう」といういい方はしません。やせるための具体的な食事指導をします。それを実践していけば、おのずとやせていくからです。

肥満のために膝に痛みが出ている女性の患者さんがいましたが、血液検査をし、栄養についての説明をしたあと、食事の改善をアドバイスしたところ、4カ月で体重が8kg減りました。

当初の見立てでは、5kg減量したら、膝の痛みはなくなる、と考えていたのですが、患者さん自身ががんばって8kg減。もちろん、膝の痛みもすっかりなくなり、職場まで自転車をこいで行けるまでになったのです。

「今まであった立ちくらみもなくなり、疲れを感じることもありません。それに先生のいう通りにしたら不思議です。おなかいっぱい食べてやせられるのですから」

これも、食生活を変えたことによる8kg減の成果です。やはり、低糖質、高たんぱくの食事に変えたことで、ウエストまわりがスッキリして、膝の痛みがなくなったという男性患者さんもいます。

つけ加えれば、カロリー制限でもやせますが、それは筋肉が落ちたことによるものです。食事によって筋肉をつけてやせる栄養療法とは、やせ方の「質」がまったく違うのです。

逆のケースもあります。適正体重以下のままでいると、生気がなくなりますし、体も思うように動きません。そして、何より骨密度が低下します。77歳の患者さんがこのタイプでした。

食欲がなくなったということで、来院されたときの体重は42・9kgでした。食事の大切さをお話しして、改善を約束してもらいました。その結果、体重が47kgになり、骨密度もグッと上がったのです。

体型は変わっていませんでしたから、体重増加は筋肉が増えたことによるものです。骨密度アップ+筋肉量増加。元気が出てうれしいと表情も明るくなりました。栄養整形医学の理想的な成果です。

サプリメントを選ぶ際の注意点

健康に対する関心、健康志向の高まりを反映してか、ドラッグストアには多種多様なサプリメントがズラリと並んでいます。食事では摂りきれない栄養をサプリメントで補うことは、とても有効ですし、サプリメントを摂ることも含めて食生活を考えるのが、栄養療法の基本といってもいいと思います。

ただし、サプリメントもさまざま。玉石混淆《ぎょくせきこんこう》とまではいいませんが、質には大きな差があるのが現状です。もちろん、価格もそうです。

質の差は効果の差といってもいいでしょう。人それぞれの個体差も無視できませんが、ひとまずそれをおけば、同じ栄養素のサプリメントでも、効果が出るものと、いくら摂り続けても効果があらわれないものがあります。

後者を選んでしまったら、はっきりいって、お金の無駄使いです。そればかりか、「サプリメントなんか効かないじゃないか」という固定観念ができあがってしまうかもしれません。選択を誤ったために、すべてのサプリメントについて、否定的に捉えることになったら、なんとももったいない話ですし、栄養整形医学を実践している人間として残念でなりません。

以下に選択を誤らないために、知っておいてほしいサプリメントに関する基礎情報、基本知識をあげておきます。

■ＥＰＡ
魚から抽出されるＥＰＡですが、その抽出の仕方には違いがあります。新鮮な脂を正しく抽出している製品もあれば、抽出法が悪く、製品にした時点で酸化しているものもあります。後者にはＥＰＡとしての効果がまったく期待できません。

■カルシウム
カルシウム製剤には原料に違いがあります。貝殻や卵を原料にしているものは吸収がよくない。はっきりいってしまえば、ほとんど吸収されないのです。吸収がいいのは魚の骨を原料にしている魚骨カルシウムです。そもそも、魚の骨のせんべいはあっても、貝殻や卵の殻のお菓子はありません。本来食べないものですから栄養素とはいえないかもしれません。

〝天然のサプリメント〟としておすすめなのが缶詰です。サケなどの中落ちを骨つきで詰めた製品もあります。骨もバリバリ食べられる。魚骨でカルシウムを摂ろうとするなら、こうした製品を利用するのもひとつの手です。

■コンドロイチン

サプリメントには栄養素の含有量が表示されています。消費者にとってはそれが、選ぶ際の重要な要素になるはずです。ところが、表示された量と実際の含有量に大きな差があるものがあるのです。とりわけ、差が大きいのがコンドロイチンとされ、調査に当たった国民生活センターはこう表現しています。

「コンドロイチン含有量が表示されていた銘柄は、表示量に比べて実際の含有量が大幅に少なかった」

このあたりも選ぶ際のチェックポイントになるでしょう。可能であれば、栄養療法の専門家のアドバイスを受けるといいと思います。

コンドロイチン製品の表示量と分析値

区分	銘柄[No.]	一日最大摂取目安量当たりのコンドロイチン硫酸を含む原材料の量
健康食品	1	サメ軟骨抽出物（コンドロイチン含有）　1000mg
	2	コンドロイチン　1200mg
	3	サメヒレ抽出物（コンドロイチン含有）　1224mg
	4	コンドロイチン含有サメ軟骨抽出物　1248mg
	5	コンドロイチン硫酸　2352mg
	6	サメ軟骨抽出物（コンドロイチン含有）　1200mg
	7	コンドロイチン硫酸含有ムコ多糖体　1024mg
	8	国産コンドロイチン含有鮫軟骨抽出物　1350mg
	9	サメヒレ抽出物（コンドロイチン含有）　1200mg
	10	サメ軟骨抽出物（コンドロイチン硫酸含有）　1200mg
	11	サメ軟骨抽出物（コンドロイチン・コラーゲン含有）　960mg
	12	サメ軟骨抽出物（コンドロイチン蛋白含有）　1200mg
	13	コンドロイチン　1000mg
	14	鮫コンドロイチン含有物　2200mg
	15	コンドロイチン含有ムコ多糖体（サメ）　1200mg
	16	鮫軟骨粉末　1200mg
	17	サメ軟骨エキス（コンドロイチン含有）　1000mg
	18	ムコ多糖蛋白複合体（コンドロイチン含有）　1500mg
参考品（医薬品）	19	コンドロイチン硫酸ナトリウム　900mg
	20	コンドロイチン硫酸ナトリウム　800mg
	21	コンドロイチン硫酸ナトリウム　800mg
	22	コンドロイチン硫酸ナトリウム　1560mg

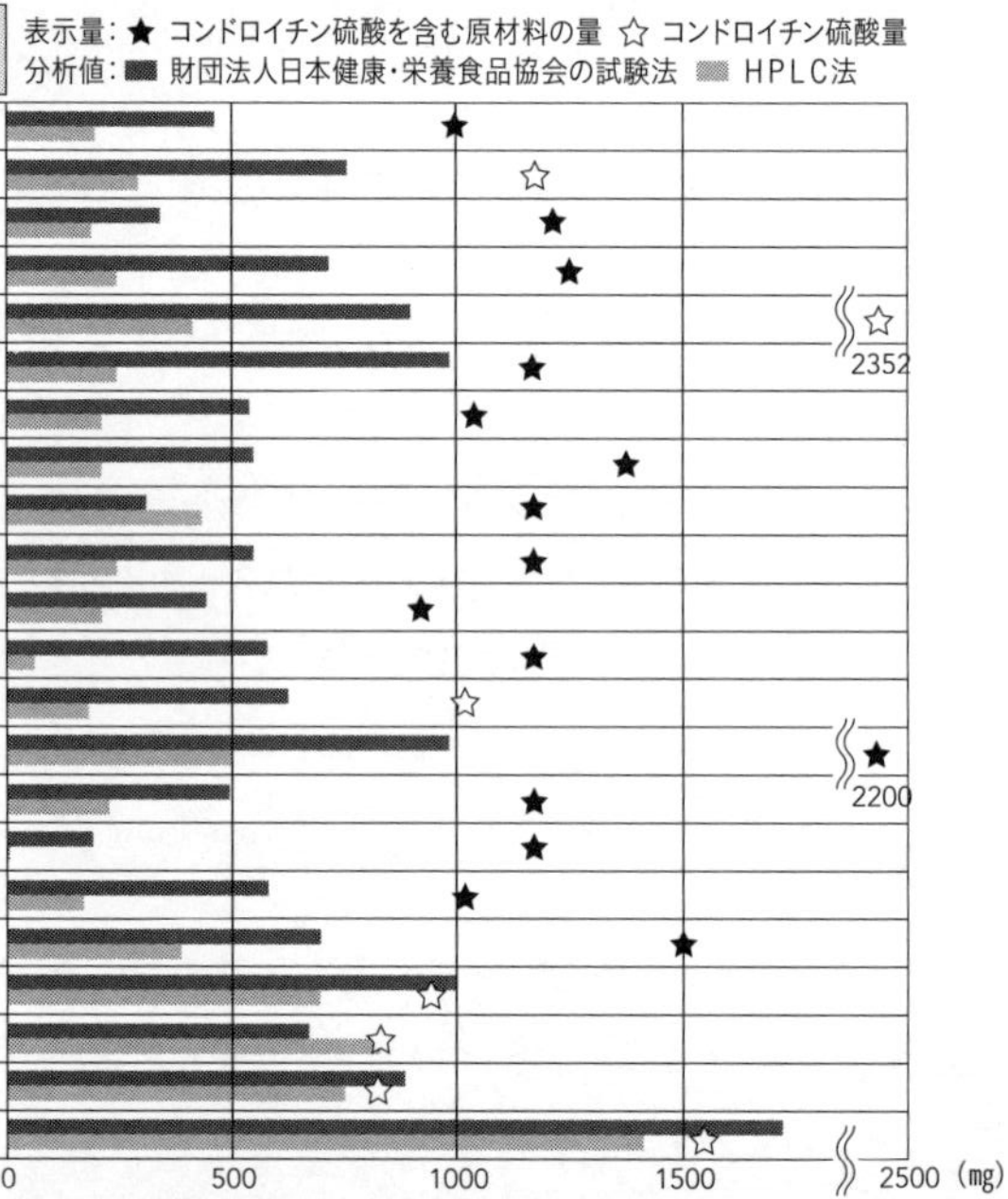

国民生活センター「関節に良いとされる成分を含む『健康食品』」より

第5章

寝たきりを防ぐ運動と生活習慣のヒント

加齢による運動機能の低下を防ぐ！

高齢者の運動機能に関する課題は、その衰えをできる限り先延ばしにすることである、といってもいいかもしれません。延ばせば延ばすほど、〝100歳まで自分の足で歩ける体〟に近づくことになるのです。

高齢者に起きてくる運動機能の障害には、さまざまな種類、レベルがあります。代表的なものが「ロコモ（ロコモティブシンドローム）」「フレイル」「サルコペニア」です。それぞれについて説明しましょう。

■ロコモ

筋肉、骨、関節、軟骨、椎間板《ついかんばん》といった運動器のどれか1つ、あるいは2つ以上に障害が起こり、「立つ」「歩く」といった機能が低下している状態をいいます。

■フレイル

英語で「衰弱」「老衰」をあらわす「Frailty（フレイルティー）」を語源とします。その意味は、加齢に伴う老いや衰弱があり、もはや機能はもとに戻らない状態、ということではなく、何か適切な手段（例えば運動）を講じれば、機能が維持、向上できる状態のことです。

■サルコペニア
加齢によって骨格筋肉量と骨格筋力が進行的に、あるいは、全身にわたって低下することで、身体的な障害や生活の質の低下、さらには死のリスクも伴うと見られる状態をいいます。

栄養整形医学を提唱し、また実践している立場としては、フレイルはもちろん、ロコモ、そして、サルコペニアのレベルであっても、その現状を少しでも機能回復の方向につなげることはできる、と考えています。
しかし、これらの状態になる前に手を打つことが大切であることは、いうまでもありません。機能障害や衰弱、筋肉量や筋力の低下が起こってから、それを回復させるのは非常な努力が必要ですが、それ以前であれば、日常生活を送るなかで、的確な方法を見出せるからです。

「運動だけ」ではかえって体を壊す

「そんなことはいわれるまでもない。ジムに通って体を鍛えている」

おそらく、そんな人も少なくないのでしょう。もちろん、機能を維持する、さらには向上させるためには、運動は不可欠です。機能維持、向上のための必要条件といってもいい。しかし、それは運動だけしていればいいということを意味するものではないでしょう。

それどころか、運動がかえって体を害することさえあるのです。過剰な運動をしていた患者さんの例を紹介しましょう。

60代後半の男性です。週に3日間、40kgのバーベルを上げて体を鍛えていました。趣味はゴルフで、コースに出る前日に練習場で400発のボールを打ったところ、腰に張りを感じたといいます。

それでも翌日はコースに出たのですが、プレーの途中でかがむことができなくなったのです。クリニックに来院され、診察したところ、腰痛が認められました。しかし、レントゲン写真には腰痛を起こすような所見はありませんでした。

問題は食事にありました。運動は別の目線から考えると、骨や筋肉に負荷をかけてそれらを壊しているものですから、それを修復させるための栄養を食事によって供給することが欠かせません。栄養そっちのけで運動をすれば、骨も筋肉も鍛えられるどころか、負荷に耐えきれず悲鳴を上げます。実際、この男性も筋肉量が低下していました。

食事内容を伺うと、野菜が中心で、肉は鶏肉か豚肉が多く、夜はアルコールを飲んでいる、というものでした。血液検査をしたところ、たんぱく質の摂取が少なく、鉄も不足していることがわかりました。

この例からも明らかなように、「運動機能の維持、向上＝運動の実践」という短絡的な考え方は見直す必要があります。栄養の供給という視点を持つ。見直しの最大のポイントはそこにあります。

足腰を鍛えるためにスクワットをやる人もいるようです。たしかにスクワットで足の筋肉は鍛えられますが、仮に食事がそれまでと変わらなければ、そのひずみがどこかにあらわれます。筋肉を増やすような食事をしていなければ、足の筋肉を増やすためのたんぱく質を、体のなかにあるどこかの使わない筋肉、例えば腕の筋肉から借りてくることになるので、腕が細くなっていくのです。

運動をはじめたのに食事量が変わらないということは、筋肉をつくるための材料の供給量が足りていないということです。今までと同じ供給量では、よりたくさんの筋肉をつくることはできません。つまり、どこかが増えた分、どこかが減るのです。

食事で材料の供給量を増やさなければ、ほかの部分の筋肉を減らさないで、目的の部分の筋肉を増やすことはできません。

運動と食事（栄養供給）はクルマの両輪と考えてください。食事に目を向けることで、必要十分条件がそろうのです。その2つのバランスがとれていてこそ、運動機能の維持、向上という目標に向かって正しく進むことができる。このことはしっかり、頭に入れておいてください。

寝たきりを防ぐには「筋トレ」が不可欠

高齢者が一番避けたい状況は「寝たきりになる」ことではないでしょうか。

では、寝たきりにならないためには何が必要でしょう。

「1G」、すなわち、地球の重力に耐えられる筋力があるということです。その筋力がなければ、立っていられないし、歩くこともできない、ということになります。

筋力をつけるには筋トレです。

「60歳、70歳を過ぎてからでは、筋トレをしたからといって、筋肉などつかないのでは？」

そんな疑問を持つ人もいるでしょう。そんなことはありません。実際、私がクリニックで指導している筋トレ（パワープレート・トレーニング）を6カ月間おこなったことによって、大腿四頭筋の筋肉量が増えた方もいます。この方は78歳の女性です。もちろん、クルマの一方の車輪である食事の改善があってのことですが、高齢者に筋トレは効果がないというのは間違った思い込みです。

「足腰を鍛えるためにウォーキングをしています」という方もいるでしょう。

これだけは断言しておきますが、ウォーキングは筋トレにはなりません。事実、ウォーキングを毎日しているのに「膝が痛い」とクリニックに来院する方の大腿四頭筋は、萎縮して細くなっています。このような方は、歩けるけれど踏ん張れないのです。

地球の重力は縦方向に働いています。重力のかからない横方向にいくら歩いても、太ももの筋肉は鍛えることはできないのです。ウォーキングをしている方がいたら、次からコース変更をして、階段を上る、坂道を上るなど、太ももの筋肉をたくさん使うウォーキングをしてください。

高齢者ほどたんぱく質が必要

ここで少し興味深いデータを紹介しましょう。

寝たきりの人とそうでない人（普通に日常生活を送っている人）の「1日に必要なたんぱく質の量」の比較です。どちらが多いと思いますか。

「じっとしていれば、たんぱく質の量も少なくていいだろう。普通に動いているほうがたんぱく質は必要だろう」

おそらく、そう予想される人が多いのではないでしょうか。ところが、逆なのです。寝たきりでいるほうが1日に必要なたんぱく質の量は増すのです。

寝たきりでいるということは、地球（ベッド）に接地している面が大きいわけです。頭のてっぺんから足の爪先まで重力にさらされている。そこには圧力がかかっていますから、たんぱく質が壊れることになるのです。

寝たきりの人に褥瘡《じょくそう》（床ずれ）が見られるのは、その部分が圧迫され続け、酸素や栄養が行き渡らなくなるためです。このことも、寝ている状態が大きな圧力を受けていることを示すものでしょう。

一方、立っている状態で接地しているのは足の裏だけです。つまり、重力にさらされている部分が少ない。そのため、たんぱく質もあまり壊れないのだと考えられます。

ということは、本来、寝たきりの人はそうでない人より、余計にたんぱく質を摂取する必要があるわけです。しかし、寝たきりの人が肉をモリモリ食べるということはありません。それどころかおかゆやスープ、パンやバナナなどを食べています。ですから、寝たきりの人は、骨や筋肉の原料であるたんぱく質がますます不足して、さらに老化が進むのです。おかゆを豆腐に替えてみる、ジュースをプロテインに替えてみる、バナナをアボカドに替えてみる、プリンは茶碗蒸しに替えてみたりしたら、座れるようになり、また歩けるようにもなるかもしれません。

また、たんぱく質の必要量は成長期と高齢期で増えるというデータもあります。体をつくっていく成長期は当然ですが、高齢者が多くのたんぱく質を必要とするというのは、ちょっと不思議な気がするかもしれません。

これもやはり、高齢者は壊れていくたんぱく質を補う必要があるからだと考えられます。

体のたんぱく質の代謝を考えてみます。古いたんぱく質を新しいものに置き換えていくのがたんぱく質代謝です。これは、スクラップ&ビルド、つまり、まず古いものを壊してから、新しくつくり変えるということです。適度に動いていれば、筋肉をはじめとする組織に血液がよく流れて、酸素や栄養が十分に行きわたります。その状態が維持できていれば、たんぱく質はうまく代謝されますが、動きが少なくなると、おそらく、酸素や栄養がうまく供給されずにたんぱく質は異化されて壊れやすくなるのではないかと思います。

つまり、壊すのは普通におこなわれるけれど、つくり直すための栄養が巡ってこないので、新しいたんぱく質がつくれなくなるのではないでしょうか。

いずれにしても、たんぱく質を摂って、筋トレをすることが、高齢者には必須の課題なのです。

「ちょっときつい」が体に効く！

運動（筋トレ）で骨と筋肉を鍛えるうえでのキーワードは「ちょっときつい」です。ラクにできる運動は負荷が足りないということですから、効果が期待できませんし、きつすぎると負荷が大きすぎて、弊害が出てきます。

「ちょっときつい」というレベルを自分で調整できるエクササイズに、ゴムチューブを使ったものがあります。使うゴムチューブはスポーツ用品店や100円ショップなどでも販売されていますから、誰でも簡単に入手できます。このエクササイズのために開発された「サンクトバンド」も、整形外科などで入手が可能です。

最初は5分間程度でかまいません。できそうな、あるいは、やってみたいエクササイズをいくつかピックアップして、5回ずつやってみましょう。

毎日続けるのがポイント。うっすら汗をかくというのが「ちょっときつい」の目安です。

1週間続けてやると、きつさを感じないでそれがラクにできる筋力がつきます。次の1週間は回数を1日1回増やすというふうに、徐々に負荷を高めていきましょう。

ゴムチューブを使った簡単筋トレ

立っておこなうエクササイズ

1 スクワット

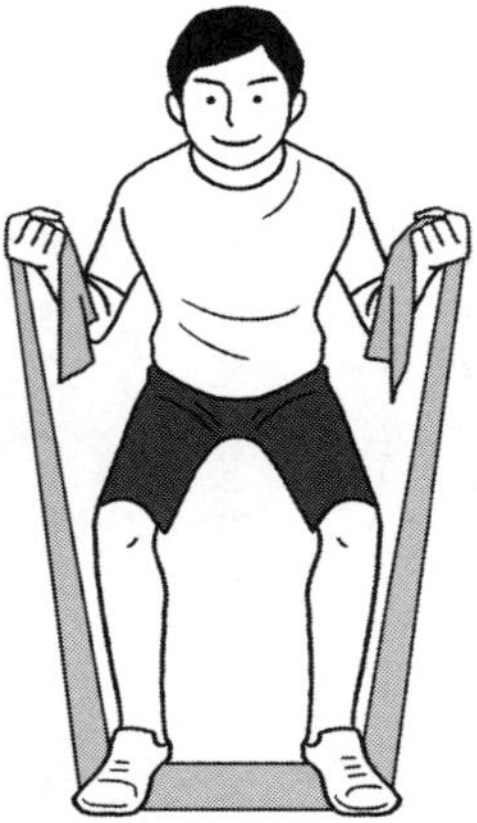

中腰の状態で、ゴムチューブを両足で押さえて固定し、手で両端を持つ

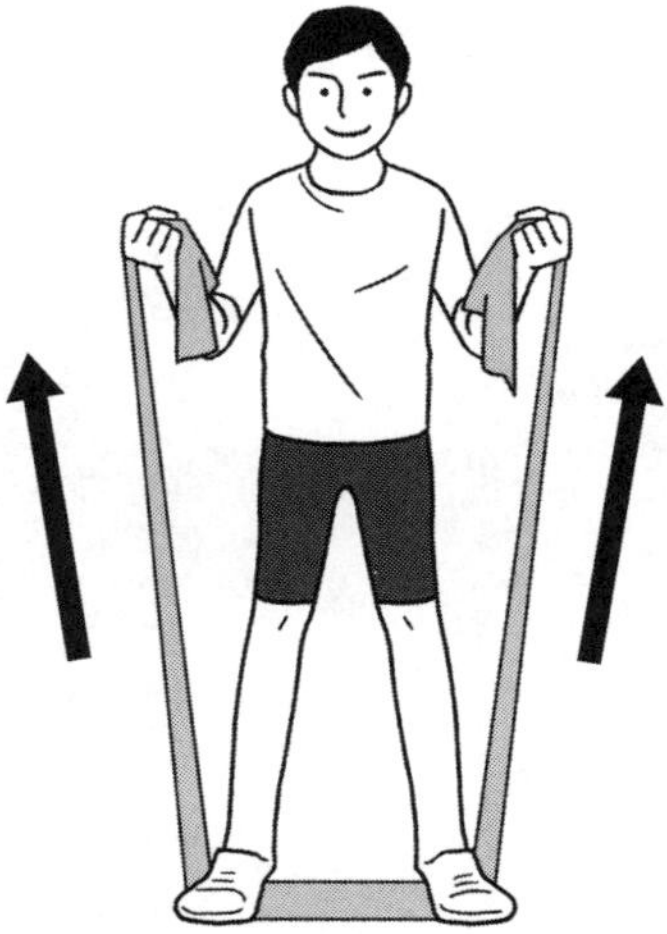

腰をまっすぐ伸ばし、ゴムチューブを伸ばす。この動きを自分のペースで30秒ほど繰り返す

2 カニ歩き(中腰で)

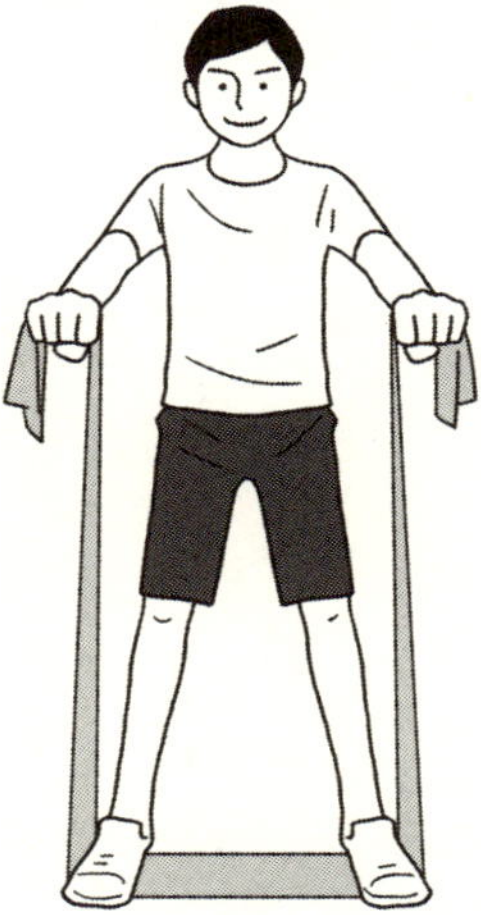

立った状態で、ゴムチューブを両足で押さえて固定し、手で両端を持つ

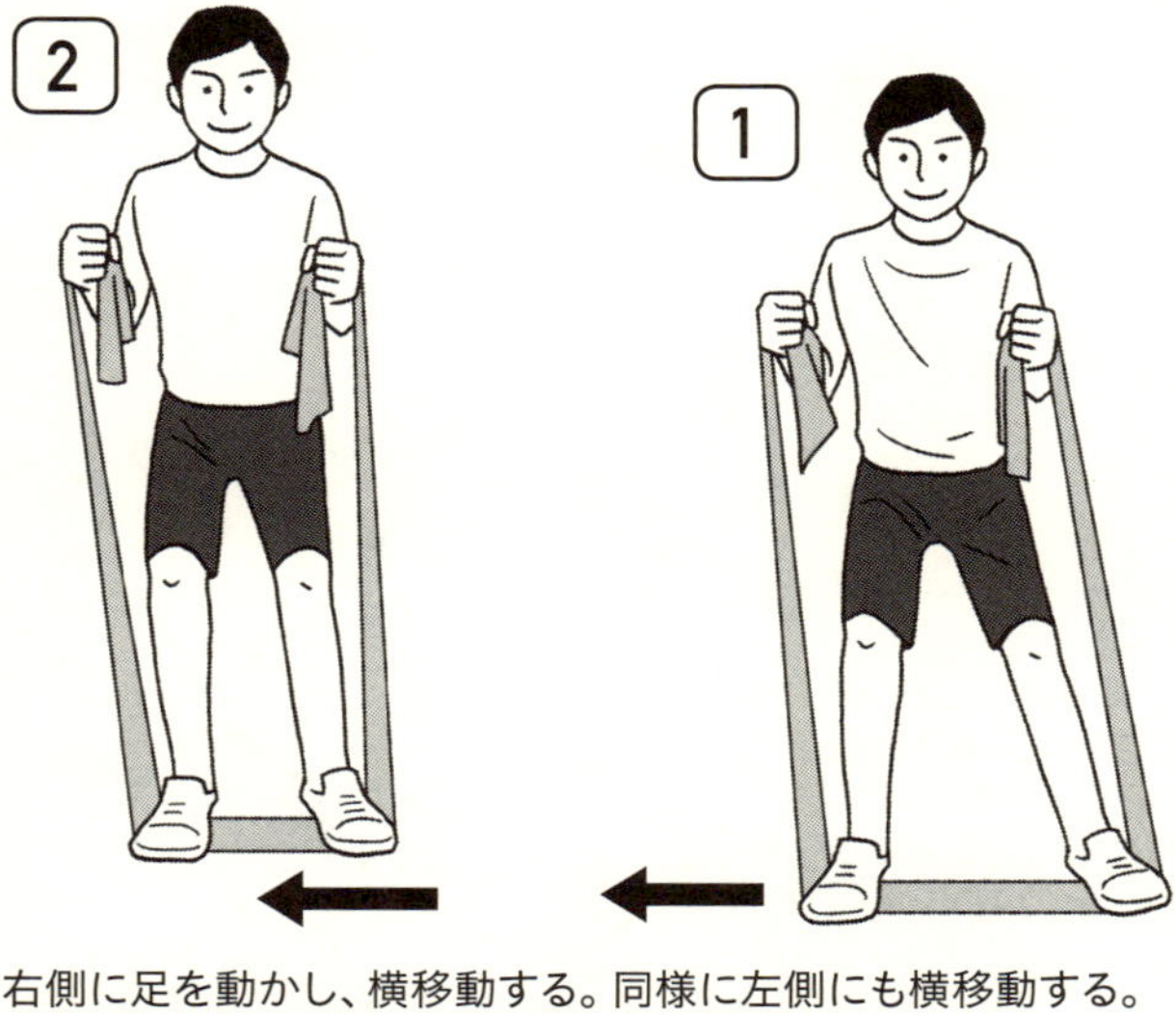

右側に足を動かし、横移動する。同様に左側にも横移動する。この動きを自分のペースで30秒ほど繰り返す

3 腰を前後に動かす(中腰で)

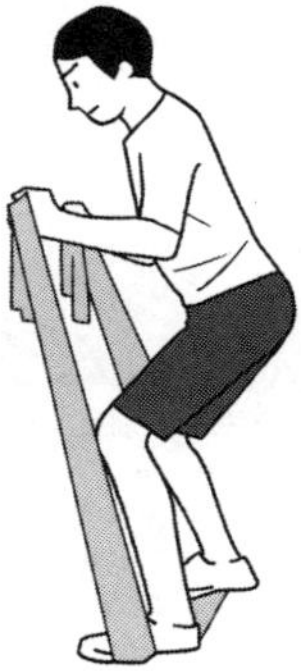

中腰の状態で、ゴムチューブを両足で押さえて固定し、手で両端を持つ

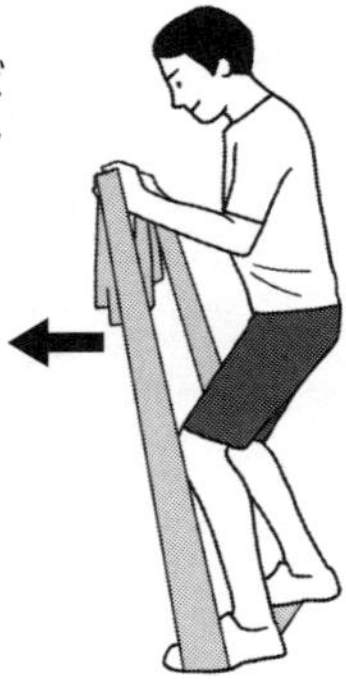

手でゴムチューブを伸ばしながら、腰を前にスライドさせる

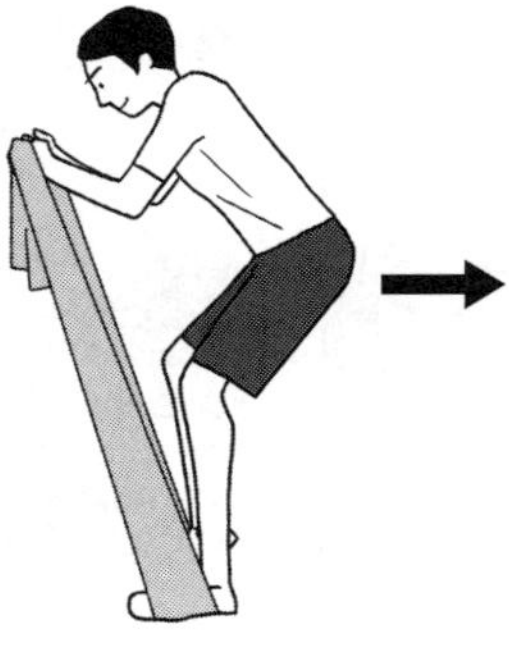

手でゴムチューブを伸ばしながら、腰を後ろにスライドさせる。この動きを自分のペースで30秒ほど繰り返す

4 腰を左右に動かす（中腰で・スキーするように）

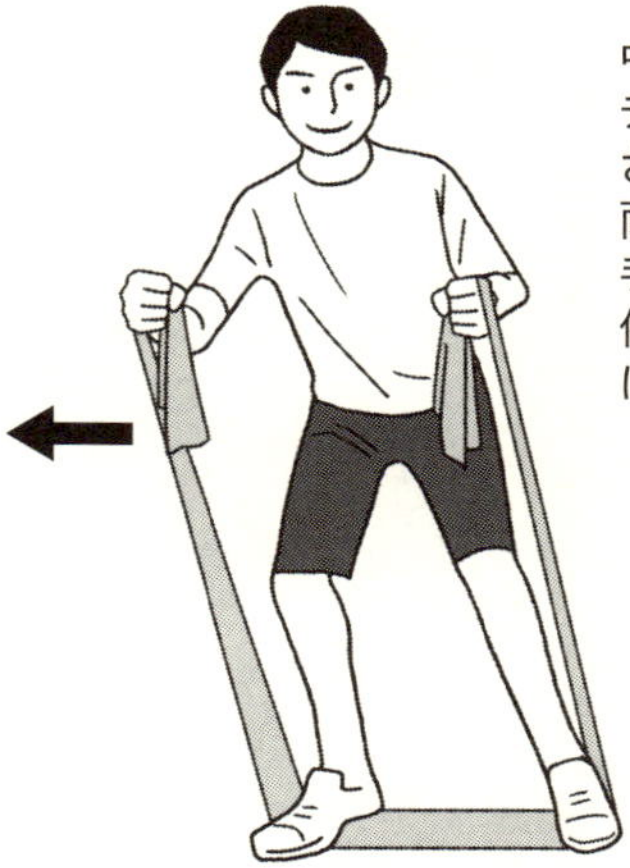

中腰の状態で、ゴムチューブを両足で押さえて固定し、手で両端を持つ。
手でゴムチューブを伸ばしながら、右足に重心をかける

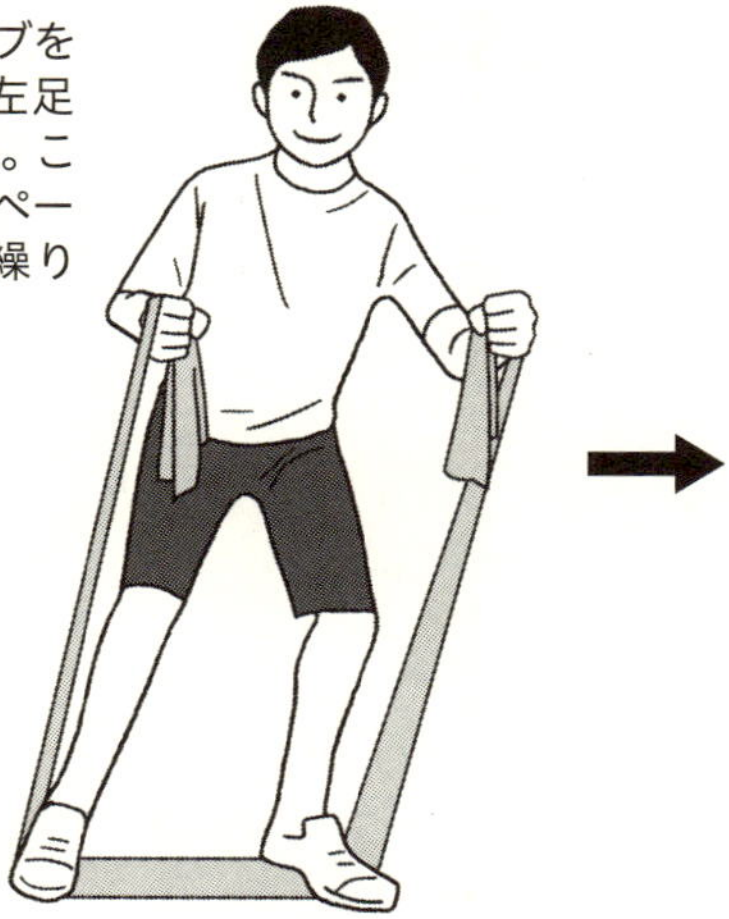

手でゴムチューブを伸ばしながら、左足に重心をかける。この動きを自分のペースで30秒ほど繰り返す

5 腰をねじる（中腰で）

中腰の状態で、ゴムチューブを両足で押さえて固定し、手で両端を持つ。
手でゴムチューブを伸ばしながら、体を右にねじる

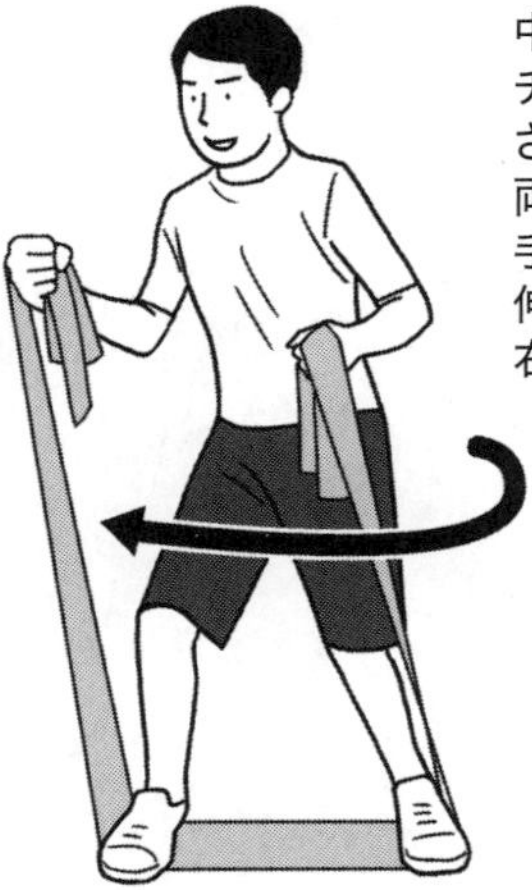

手でゴムチューブを伸ばしながら、体を左にねじる。この動きを自分のペースで30秒ほど繰り返す

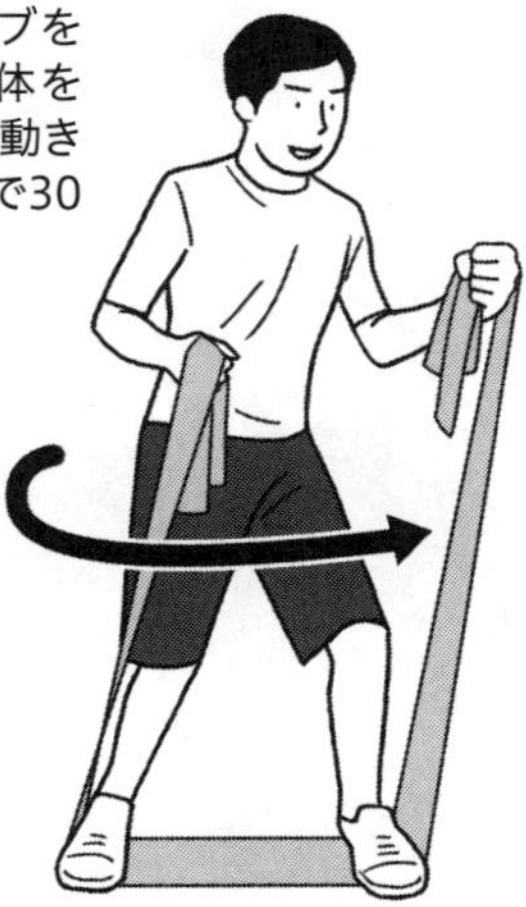

座っておこなうエクササイズ
（イスは背もたれのないものにする）

6 ももの筋トレ

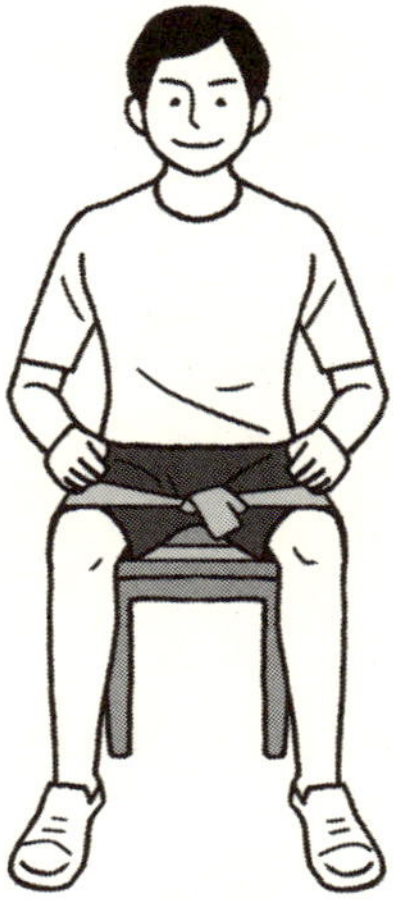

イスに座った状態で、足を肩幅くらいに開き、前ももで輪になるようにゴムチューブを縛る

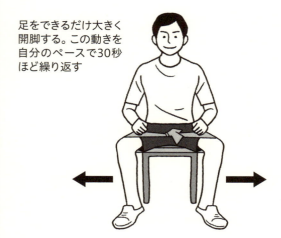

足をできるだけ大きく開脚する。この動きを自分のペースで30秒ほど繰り返す

7 足首の筋トレ

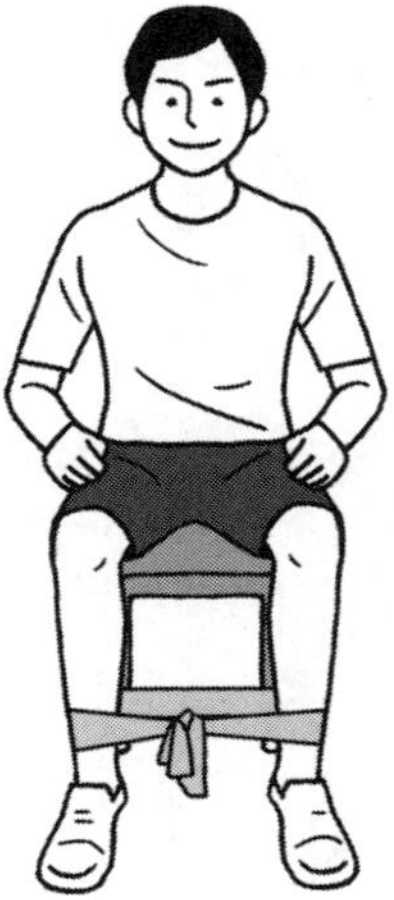

イスに座った状態で、足を肩幅くらいに開き、足首で輪になるようにゴムチューブを縛る

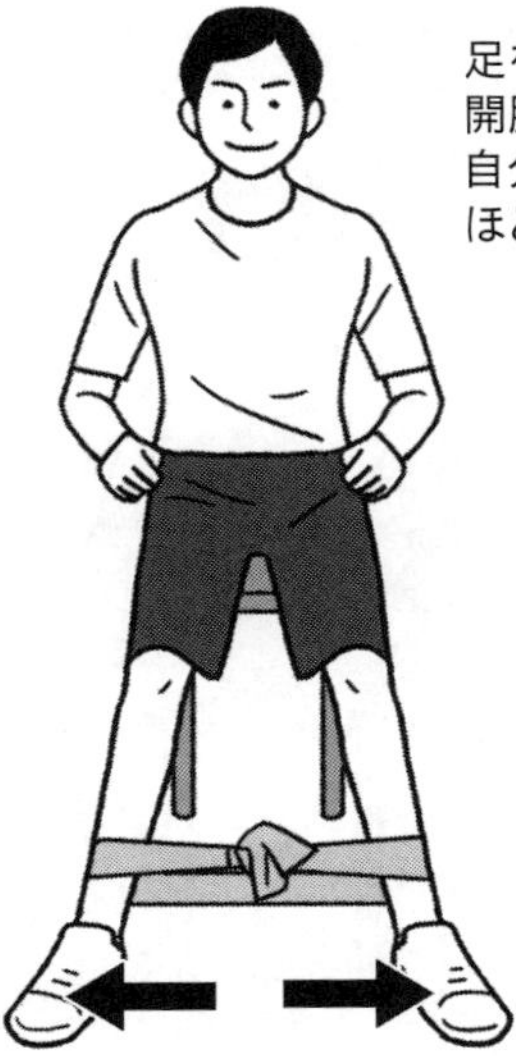

足をできるだけ大きく開脚する。この動きを自分のペースで30秒ほど繰り返す

8 足首の筋トレ(イスにゴムチューブを引っかける)

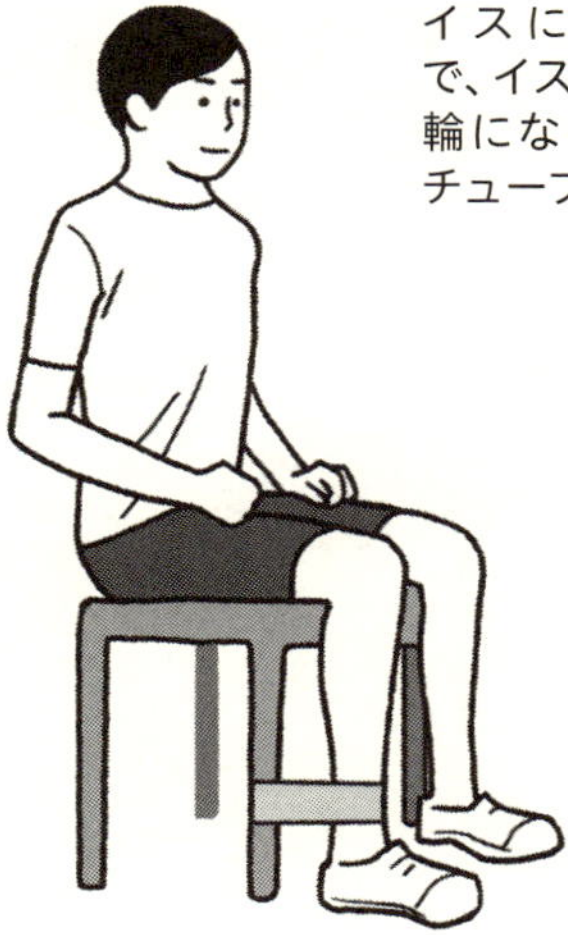

イスに座った状態で、イスの脚と右足で輪になるようにゴムチューブを縛る

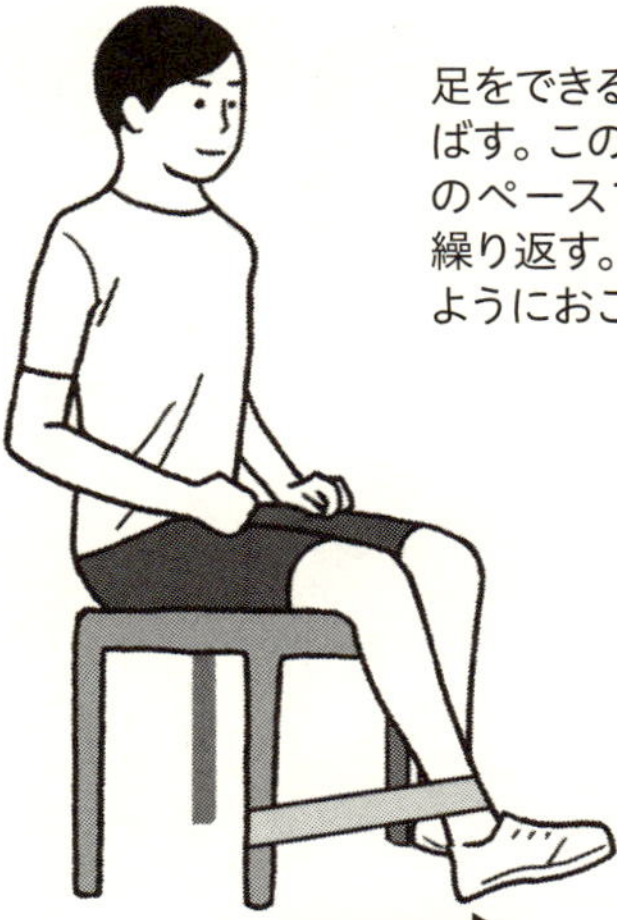

足をできるだけ前に伸ばす。この動きを自分のペースで30秒ほど繰り返す。左足も同じようにおこなう

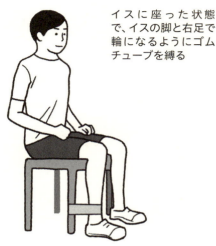

9 二の腕の筋トレ

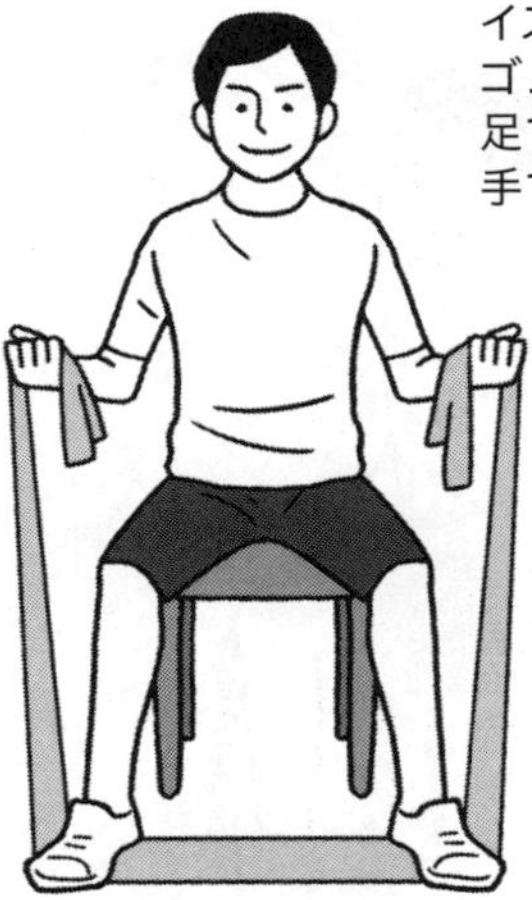

イスに座った状態で、ゴムチューブを両足で押さえて固定し、手で両端を持つ

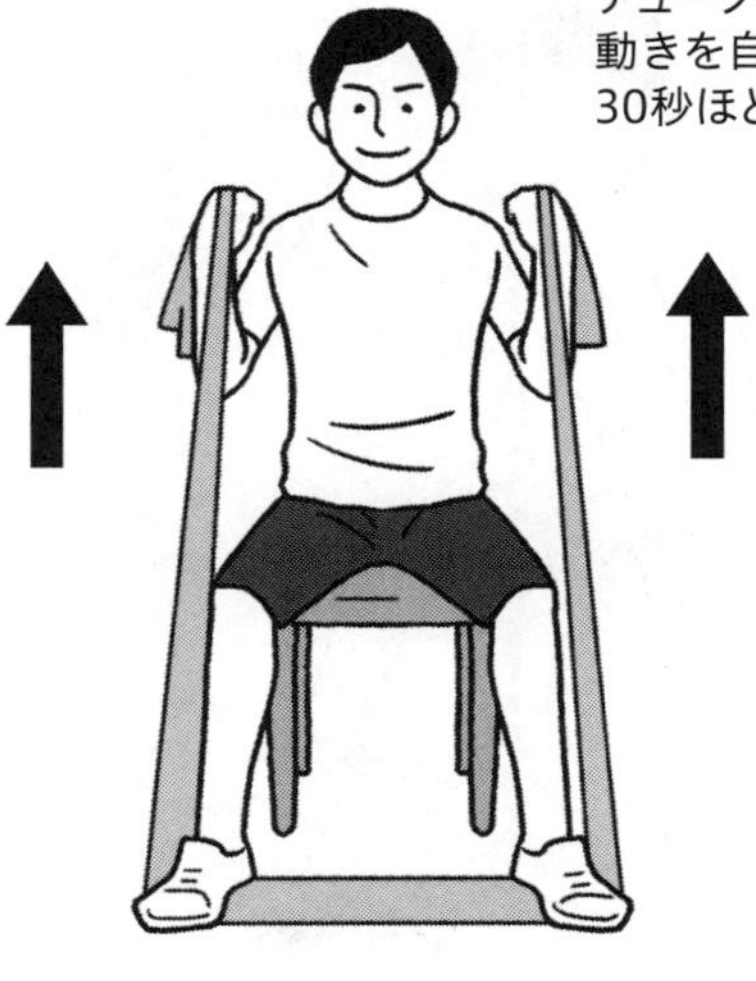

手を肩まで上げて、ゴムチューブを伸ばす。この動きを自分のペースで30秒ほど繰り返す

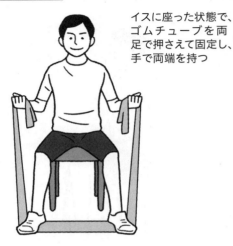

10 肩の筋トレ

イスに座った状態で、ゴムチューブを両足で押さえて固定し、腕を広げて両端を持つ

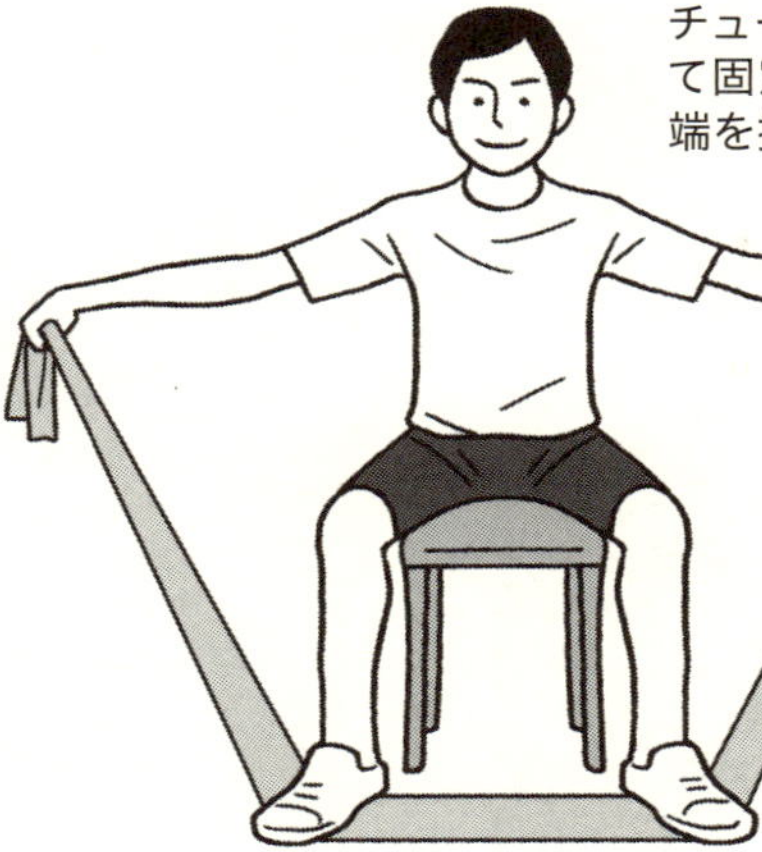

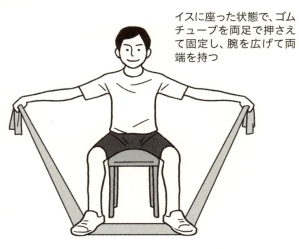

腕を肩まで持ち上げて、ゴムチューブを伸ばす。この動きを自分のペースで30秒ほど繰り返す

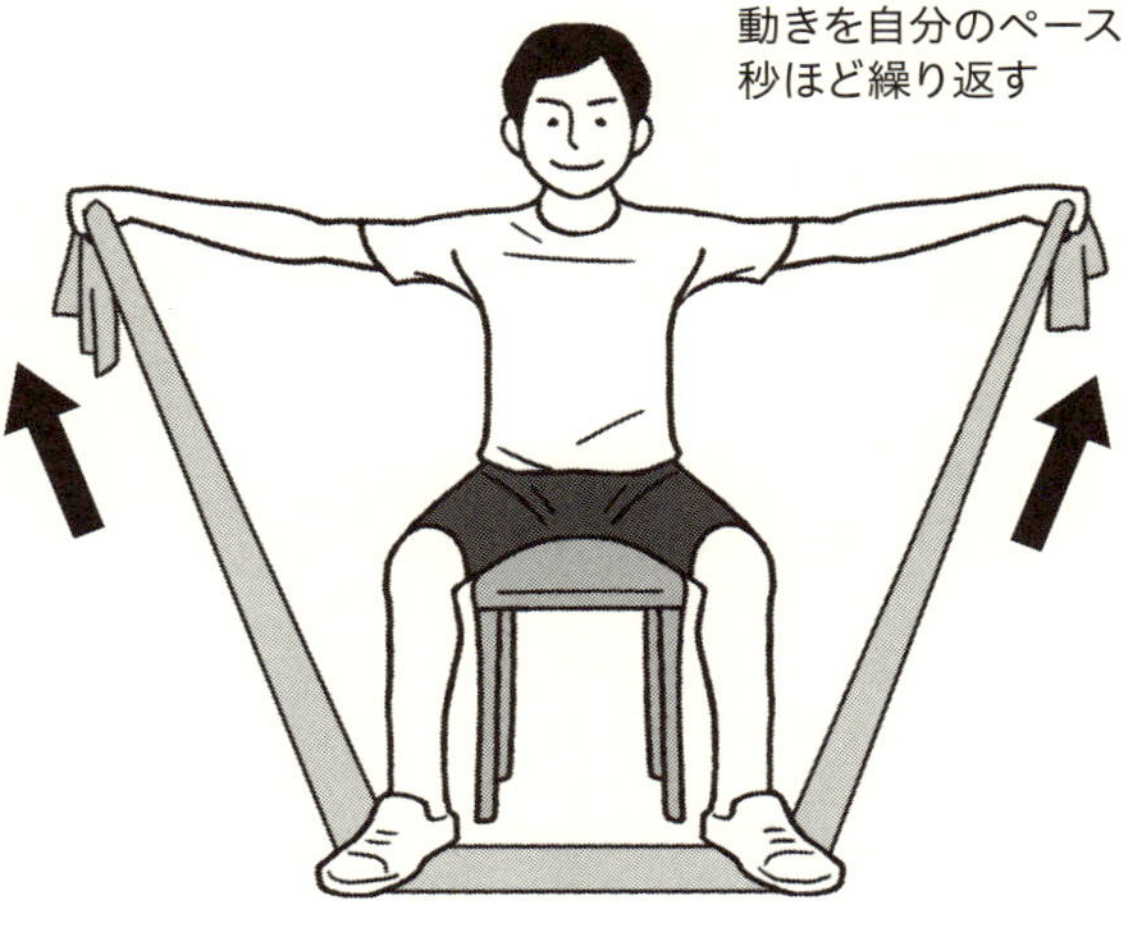

11　肩甲骨の筋トレ（バンザイをする）

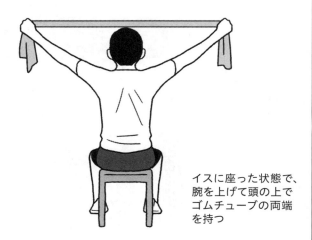

イスに座った状態で、腕を上げて頭の上でゴムチューブの両端を持つ

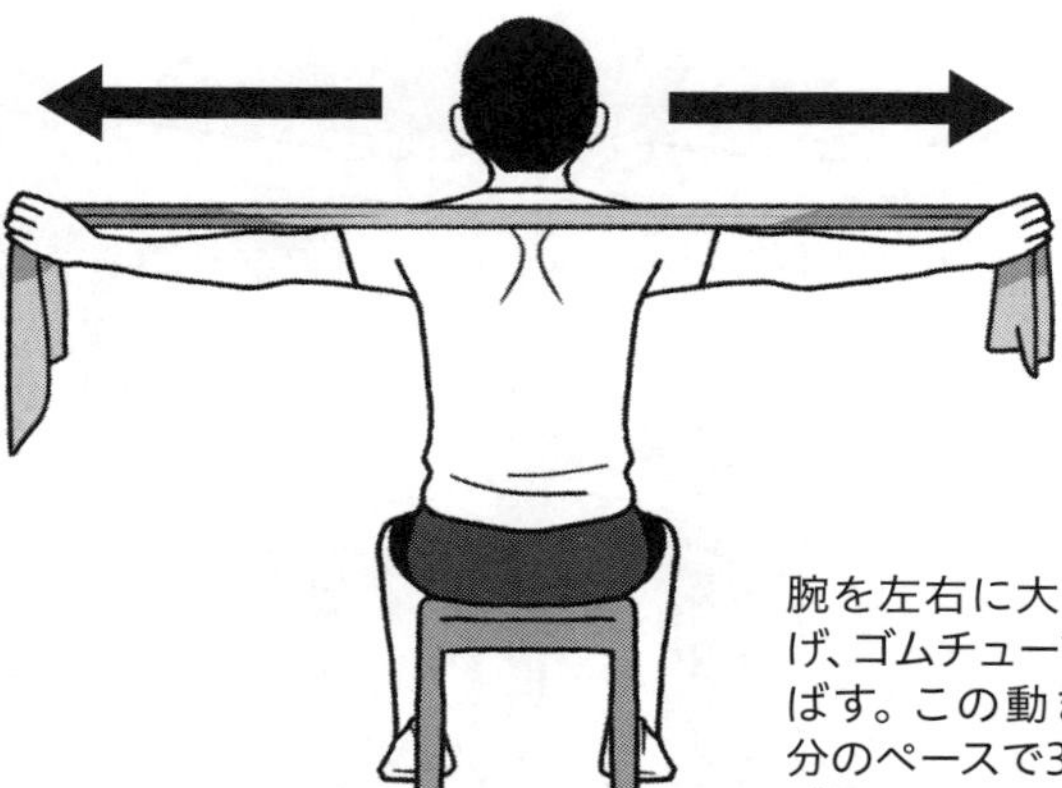

腕を左右に大きく広げ、ゴムチューブを伸ばす。この動きを自分のペースで30秒ほど繰り返す

ウォーキングのメリット、デメリット

前にも述べましたが、ウォーキングをしている高齢者はたくさんいます。ジムなどの施設を利用しなくてもできる、インストラクターもいらない、歩く距離もルートも自分で決められる、ジョギングほどハードではない……そのメリットはいくつもあがります。

実際、街を歩けばウォーキングをしている高齢者を何人も見かける、といったことも珍しくありません。高齢者には最適の運動、ウォーキングにはそんなイメージがあることもたしかです。

しかし、誤解を恐れずにいえば、「ウォーキングは意味がない」というのが私の見解です。正確にいえば、「筋肉を鍛えるのに、ウォーキングは意味がない」のです。

足の動きを伴う日常動作に大きく関与しているのが大腿四頭筋ですが、ウォーキングはその大腿四頭筋を鍛える効果が薄いのです。

大腿四頭筋がやせてしまっている高齢者でも、歩くことには支障がないというケースはたくさんあります。つまり、歩く動作では大腿四頭筋はあまり使われないということ。言

葉を換えれば、歩いてもその筋肉は刺激されない、鍛えられない、ということです。

さらにいえば、筋肉がつかない、軟骨が削れる、それが痛みにもつながる、といったことも、ウォーキングのデメリットといえるでしょう。

また、ウォーキングをする時間帯も問題です。多くの高齢者が朝起きて、真っ先にウォーキングをして、その後に朝食を摂るという取り組み方をしているのではないでしょうか。その朝食も主食がパン（糖質）だったりします。

運動すればおなかがすきます。いわばその〝飢餓《きが》状態〟に朝食で糖質をどんどん入れることになっているわけです。実はこれは血糖値を急激に上げます。そこで血糖値を下げるためにインスリンがたくさん分泌されますが、インスリンには糖質を中性脂肪に変えて蓄える性質がありますから、中性脂肪を増やすことにもなるのです。

高齢者の運動は筋肉をつけることに主眼を置くべきです。その点からいえば、ウォーキングはふさわしいものとはいえません。

もちろん、メリットがないわけではありません。ウォーキングには血糖値を下げる効果があります。ですから、食前ではなく、食後にウォーキングをするようにすれば、血糖値の上昇を抑えることができます。

また、ウォーキングは心肺機能を高めるうえでは有効です。

こう見てくると、高齢者の運動には〝法則〟がありそうです。筋肉をつける筋トレをメインにして、食後に適度のウォーキングをする、というのがそれです。この法則をもとに、運動のやり方を見直してみてはいかがでしょうか。

日常生活のなかで筋肉を使い続ける

筋肉は刺激を与えなければ、つまり、使わなければ衰えます。ですから軽い刺激でも与え続けることが大切です。日常生活のなかでも、できるだけ使うように心がけましょう。

例えばテレビを観るのでも、ソファや椅子に腰掛けて観るのと、立って観るのとでは、筋肉にかかる負荷が違います。いうまでもありませんが、後者のほうが筋肉を使うことになるわけです。

いつも座って観ていたテレビを1日1時間は立って観るというふうにするだけでも、筋肉の使い方に差が生まれます。1時間ずっと立っているのがきつければ、30分の立ち観を2回、15分を4回ということでもいいのです。

どうしてもテレビは座って観たいという方におすすめなのが、バランスボールに座るというものです。バランスボールに座ると自然に骨盤が立って、背骨がまっすぐになります。座っているだけで、体幹も鍛えることができます。エネルギー消費も意外に大きい〝バランスボールに座るだけ筋トレ〟は意外におすすめです。

1日1時間でも、1年間では〝使う〟〝使わない〟の差が365時間ですから、これは無視できないことではありませんか。

あるいは、調理などでもできるだけ手仕事を多くする。例えば、大根おろしでも、フードプロセッサーを使ってつくる人がいます。さらにいえば、今はチューブ入りのものなどが販売されていて、手軽だからとそれを利用する人もいるようです。それを手でおろすようにすれば、そこで筋肉が使われます。もちろん、酵素や栄養素の活用という点でもおろしたてが一番です。

野菜もカット野菜を使わず、包丁で刻む。食後の食器洗いも食洗機を使わず、手洗いにする……。生活を一度見渡してみると、筋肉を使う機会はいくらでも見出せるのではないでしょうか。

家に階段があれば、意識してその上り下りをする。せっかく筋肉を使う条件が整っているのに、それを使わない手はありません。

高齢者の居住空間としてはバリアフリーが持てはやされているようですし、その有効性を認めないわけではありませんが、家から一歩外に出れば、まだまだバリアフリーは徹底されてはいません。「つまずきやすくなったからバリアフリーにしよう」と考えるのと、「つまずきやすくなったから肉を食べて体を鍛えよう」と考えるのとでは、あなたの残りの人生はどう変わっていくと思いますか。

その環境に適応していくという意味でも、日常生活で努めて筋肉を使い続けることが必要です。もちろん、体を動かすことで骨に刺激が与えられれば、それも骨を強くすることにつながります。そして、一番重要なのは自分の体のために栄養を摂ることです。

なるべく便利なものに頼らず、自分の体を使い続けることの積み重ねが、１００歳まで自分の足で歩ける体をつくっていくのです。

青春新書
INTELLIGENCE

こころ涌き立つ「知」の冒険

いまを生きる

"青春新書"は昭和三一年に――若い日に常にあなたの心の友として、その糧となり実になる多様な知恵が、生きる指標として勇気と力になり、すぐに役立つ――をモットーに創刊された。

そして昭和三八年、新しい時代の気運の中で、新書"プレイブックス"にその役目のバトンを渡した。「人生を自由自在に活動《プレイ》する」のキャッチコピーのもと――すべてのうっ積を吹きとばし、自由闊達な活動力を培養し、勇気と自信を生み出す最も楽しいシリーズ――となった。

いまや、私たちはバブル経済崩壊後の混沌とした価値観のただ中にいる。その価値観は常に未曾有の変貌を見せ、社会は少子高齢化し、地球規模の環境問題等は解決の兆しを見せない。私たちはあらゆる不安と懐疑に対峙している。

本シリーズ"青春新書インテリジェンス"はまさに、この時代の欲求によってプレイブックスから分化・刊行された。それは即ち、「心の中に自らの青春の輝きを失わない旺盛な知力、活力への欲求」に他ならない。応えるべきキャッチコピーは「こころ涌き立つ"知"の冒険」である。

予測のつかない時代にあって、一人ひとりの足元を照らし出すシリーズでありたいと願う。青春出版社は本年創業五〇周年を迎えた。これはひとえに長年に亘る多くの読者の熱いご支持の賜物である。社員一同深く感謝し、より一層世の中に希望と勇気の明るい光を放つ書籍を出版すべく、鋭意志すものである。

平成一七年　　刊行者　小澤源太郎

著者紹介

大友通明〈おおとも みちあき〉

大友外科整形外科院長。医学博士。日本整形外科学会認定整形外科専門医、脊椎脊髄病医。
東京医科大学医学部卒業後、整形外科学教室に入局。東京医科大学八王子医療センターをはじめ、日本各地の病院で臨床経験を積み、埼玉県北本市に大友外科整形外科を開院。整形外科に栄養療法を取り入れた「栄養整形医学」を実践、地域のかかりつけ医として診察に当たっている。

寝《ね》たきりを防《ふせ》ぐ「栄養整形医学《えいようせいけいいがく》」
骨《ほね》と筋肉《きんにく》が若返《わかがえ》る食《た》べ方《かた》

青春新書
INTELLIGENCE

2018年9月15日　第1刷

著　者　大《おお》友《とも》通《みち》明《あき》

発行者　小澤源太郎

責任編集　株式会社プライム涌光
電話　編集部　03(3203)2850

発行所　東京都新宿区若松町12番1号 〒162-0056　株式会社青春出版社
電話　営業部　03(3207)1916　振替番号　00190-7-98602

印刷・中央精版印刷　製本・ナショナル製本

ISBN978-4-413-04552-0

こころ涌き立つ「知」の冒険!

青春新書
INTELLIGENCE

PI·530	図説 一度は訪ねておきたい! 日本の七宗と総本山・大本山	永田美穂〔監修〕
PI·531	世界一美味しいご飯をわが家で炊く	柳原尚之
PI·532	経済で謎を解く 関ヶ原の戦い	武田知弘
PI·533	病気知らずの体をつくる 粗食のチカラ	幕内秀夫
PI·534	運を開く 神社のしきたり	三橋 建
PI·535	究極の野村メソッド 番狂わせの起こし方	野村克也
PI·536	岡本太郎は何を考えていたのか 「太陽の塔」新発見!	平野暁臣
PI·537	図説 あらすじと地図で面白いほどわかる! 源氏物語	竹内正彦〔監修〕
PI·538	定年前後の「やってはいけない」	郡山史郎
PI·539	人間関係で消耗しない心理学 怒ることで優位に立ちたがる人	加藤諦三
PI·540	被害者のふりをせずにはいられない人	片田珠美
PI·541	歴史の生かし方	童門冬二
PI·542	「子どもの発達障害」に薬はいらない	井原 裕
PI·543	「腸の老化」を止める食事術	松生恒夫
PI·544	中学の単語ですぐに話せる! 英会話1000フレーズ	デイビッド・セイン
PI·545	最新栄養医学でわかった! ボケない人の最強の食事術	今野裕之
PI·546	キャッスレスで得する! お金の新常識	岩田昭男
PI·547	2025年のブロックチェーン革命	水野 操
PI·548	図説 『日本書紀』と『宋書』で読み解く! 謎の四世紀と倭の五王	瀧音能之〔監修〕
PI·549	日本一相続を見てきてわかった円満解決の秘策 やってはいけない「長男」の相続	税理士法人レガシィ
PI·550	AI時代に「頭がいい」とはどういうことか	米山公啓
PI·551	最新脳科学でついに出た結論 「本の読み方」で学力は決まる	川島隆太〔監修〕 松崎泰・榊浩平〔著〕
PI·552	寝たきりを防ぐ「栄養整形医学」 骨と筋肉が若返る食べ方	大友通明

※以下続刊

お願い ページわりの関係からここでは一部の既刊本しか掲載してありません。折り込みの出版案内もご参考にご覧ください。